儿童健康护理
知识问答

崔振泽　主编

U0244413

辽宁科学技术出版社
·沈　阳·

图书在版编目（CIP）数据

儿童健康护理知识问答／崔振泽主编. —沈阳：辽宁科学技术出版社，2014.5（2016.5重印）

ISBN 978-7-5381-8613-0

Ⅰ.①儿… Ⅱ.①崔… Ⅲ.①小儿疾病—护理—问题解答 Ⅳ.①R473.72-44

中国版本图书馆CIP数据核字（2014）第090388号

出版发行：辽宁科学技术出版社
　　　　　（地址：沈阳市和平区十一纬路29号　邮编：110003）
印 刷 者：辽宁新华印务有限公司
经 销 者：各地新华书店
幅面尺寸：140mm×203mm
印　　张：5
字　　数：200千字
出版时间：2014年5月第1版
印刷时间：2016年5月第2次印刷
责任编辑：寿亚荷
封面设计：先知传媒
版式设计：袁　舒
责任校对：柯　岚

书　　号：ISBN 978-7-5381-8613-0
定　　价：25.00元

联系电话：024-23284370
邮购热线：024-23284502
E-mail：syh324115@126.com
http：//www.lnkj.com.cn

主　编　崔振泽

副主编　迟　磊　宋　丽　崔　妮　阎秀梅

编　委（按姓氏笔画排序）

于　毅	于清华	牛峥彬	王　伟	王恒娟
王玲力	王晓琳	王　艳	王森熤	王颖丽
王　燕	白　鸽	白　毅	刘　军	刘　红
刘　君	闫金苓	吴立杰	张　莹	张　黎
张蕾蕾	李　旭	李　洁	李　轶	李楠楠
杨　晶	郑丽红	郑腊梅	金香玉	姚　洁
贺延丽	赵晓虹	唐淑华	徐鸿霞	梁一群
梁　军	梁晓丽	韩　怡	谭月弘	滕　华

前　言

　　儿童是家庭的希望、祖国的未来，许多家长对儿童科学喂养、生长发育及常见疾病知识和护理常识非常关注。为了帮助家长了解儿童成长过程中常见的疾病知识和护理常识，解决日常育儿过程中的常见困难，我院汇集临床护理专家，将护理工作中与家长沟通时发现普遍存在的疑问和常见疾病护理难点进行归纳总结，汇编成册。此书通过科学的角度，采用全新视角介绍了从新生儿期到青春期生长发育过程中各学科儿童常见疾病知识与护理常识，并将护理经验与理论知识相结合，采用问答形式进行编写，目的是为广大家长提供更加科学、实用、专业的儿童健康护理指导。

　　《儿童健康护理知识问答》的几十位编委均是来自临床一线的中青年护理专家，具有多年丰富的儿科临床护理工作经验，均本着认真、严谨、负责的态度参与本书的编写工作。本书编写过程中，得到医院领导和广大同仁的鼎力支持，在此表示衷心感谢。此书编写过程中虽经多次修改，仍难免存在疏漏和欠缺之处，望广大读者和同仁给予批评指正，使我们不断改进并获得提高。我们衷心希望本书能成为家长育儿的良师益友，真诚盼望孩子们能够健康快乐地成长。

大连市儿童医院院长

2014 年 5 月

目　　录

· 新生儿常见疾病知识与护理常识 ·

· 心血管系统常见疾病知识与护理常识·

· 泌尿内科常见疾病知识与护理常识 ·

· 儿童康复护理常识·

·儿童生长发育与营养保健·

1. 儿童生长发育不同时期年龄划分及应注意的问题？

胎儿期：指从卵子和精子结合，新生命开始到小儿出生。胎儿完全依靠母体生存，孕母的健康、营养、情绪等状况对胎儿的生长发育影响极大，应该重视孕期保健和胎儿保健。

新生儿期：自出生后脐带结扎起至生后28天止。应特别加强护理，如保暖、喂养、清洁卫生、消毒隔离等。

婴儿期：出生后到满1周岁前。需有计划地接受预防接种，并重视卫生习惯的培养和注意消毒隔离。

幼儿期：1周岁后到满3周岁前。应注意防止意外创伤和中毒，防病仍为保健重点。需注意防止营养缺乏和消化紊乱。

学龄前期：3周岁后到6～7岁入小学前。学龄前期小儿防病能力有所增强，仍可发生传染病和意外，也易患急性肾炎、风湿病等免疫性疾病。

学龄期：从入小学起（6～7岁）到进入青春期前。应注意预防近视眼和龋齿，端正坐、立、行姿势。防治精神、情绪和行为等方面的问题。

青春期：从第二性征出现到生殖功能基本发育成熟，身高停止增长的时期。此期患病率和死亡率相对较低，常出现心理、行为、精神方面的问题。应及时进行生理、心理卫生和性知识的教育。

（谭月弘）

2. 影响孩子生长发育的因素有哪些?

遗传因素和环境因素是影响小儿生长发育的两个最基本因素。孩子生长发育的"轨迹"或特征、潜能、趋势、限度等都受父母双方遗传因素的影响,所以遗传决定了孩子生长发育的潜力,这种潜力又受到一系列环境因素的作用和调节。科学合理的营养、舒适的生活条件、健康的生活方式、正确的教养、适当的锻炼和完善的医疗保健条件都是促进儿童健康生长发育的影响因素。

(谭月弘)

3. 什么时候是孩子生长发育过程中的两个高峰时期?

儿童时期生长发育是一个连续的不间断的过程,同时会有阶段性快速生长过程。小儿出生后第一年,尤其是前 3 个月,体重和身长增长最快,一般 1 岁时小儿体重约为出生时的 3 倍,是第 1 个生长高峰。进入青春期后体格增长再次加快,呈现第 2 个生长高峰。

(谭月弘)

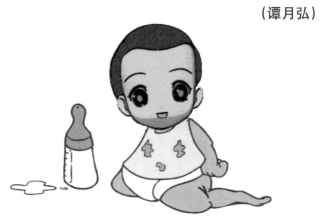

4. 如何用简单的方法评估孩子的身高体重是否正常？

体重可选公式：1 ~ 6 月：体重（千克）= 出生时体重（千克）+ 月龄 ×0.7

7 ~ 12 月：体重（千克）=6+ 月龄 ×0.25　1 岁时体重为出生时体重的 3 倍

2 岁至青春前期：体重（千克）= 年龄 ×2+7（或 8）

身高可选公式：出生时身长平均 50 厘米，1 岁时约 75 厘米，2 岁时约 85 厘米。

2 ~ 12 岁身长的估算公式：身长（厘米）= 年龄（岁）×（7+70）

（谭月弘）

5. 孩子一岁半了，前囟还没有闭合，正常吗？

前囟为顶骨和额骨边缘形成的菱形间隙，其对边中点连线长度在出生时为 1.5 ~ 2.0 厘米，后随颅骨发育而增大，6个月后逐渐骨化而变小，1 ~ 1.5 岁时闭合。前囟早闭或过小见于小头畸形；前囟迟闭、过大见于佝偻病、先天性甲状腺功能减低症等。1.5 岁的孩子前囟未闭应及时到医院就诊检查。

（谭月弘）

6. 孩子乳牙萌出的顺序是怎样的？

人一生有两副牙齿，即乳牙（共 20 个）、恒牙（共 32 个）。出生时在颌骨中已有骨化的乳牙牙胚，但未萌出，生后 4 ~ 10 个月乳牙开始萌出，约 2.5 岁出齐，2 岁以内乳牙的数目为月龄减 4 ~ 6。下面这个图是乳牙的一般萌出时间与顺序图。

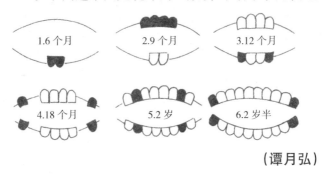

（谭月弘）

7. 哪些原因可以引起龋齿？

引起龋齿的因素很多，其中最主要的有四个因素，即细菌、食物、牙齿和时间。细菌黏附在牙齿表面形成很薄的细菌膜，称之为"牙菌斑"。这些细菌利用残存在口腔内的食物，分解发酵产生有害牙齿的化学物质，使牙釉质的无机物溶解、变黑，形成龋洞。食物中的碳水化合物，特别是蔗糖类的食品很容易被细菌利用，有助于牙菌斑的形成和产生有机酸。牙齿钙化程度低，表面凹凸不平，牙齿排列不整齐、拥挤、重叠，就容易积存食物残渣，且很难清除。

龋齿的形成是一个很慢的过程，碳水化合物滞留于牙面上所需的时间，牙菌斑从形成到具备致龋力所需的时间均是影响龋齿发病的重要因素。

（谭月弘）

8. 怎样才能有效预防儿童龋齿？

目前，一般认为有效的预防儿童龋齿的方法有以下几种：

（1）15岁以下的儿童，应该注意合理的营养。尤其是多吃含有磷、钙、维生素类的食物。这些食物对牙齿的发育、钙化都有很大的好处。

（2）儿童应该少吃糖，它的致龋作用最显著，使局部的硬组织发生坏死、脱矿，透明度改变，牙釉质变色，局部软化、疏松，形成龋洞。在饮食中选择一些粗糙的、富有纤维质的食物，使牙面能得到较好地摩擦，促进牙面清洁，从而构成抗龋的良好条件。

（3）做到早晚刷牙、饭后漱口，尤其是睡前刷牙更为重要，可以减少食物残渣的存积和发酵。

（4）应用氟化物。不论是牙齿表面局部涂氟化物，还是控制饮水中的含氟量，均有防龋效果。在应用氟素防龋的过程中，要防止氟素过多，因为过量的氟素反而会妨碍牙齿的发育，甚至引起全身氟中毒现象。

如果把上述防龋方法加以综合运用，那么，防治龋齿就能得到最佳的效果。

（谭月弘）

9. 如何给婴儿洗澡?

首先准备好孩子的洗护用品，室温 26 ~ 28℃，水温 38℃。将孩子夹在左腋下，左手托起孩子的头部，并用拇指和中指将双耳廓折向前方，防止水进入孩子的耳道内，先用右手洗脸，擦干，再洗头发，擦干。然后将孩子的衣物脱光，用左前臂托住孩子的颈背部，左手置于孩子的左腋下，托住孩子；右手洗净孩子的颈下、双腋下、胸腹部、腹股沟、四肢。翻转孩子，让其趴在左手掌根部及左前臂，右手洗净后颈部、背部、臀部、腘窝。最后，将孩子抱出，擦干全身，穿好衣物。

洗澡时间应选择在婴儿进食后 1 小时；洗澡时动作要轻柔，速度要快，避免孩子着凉；注意水温，防止烫伤；脐带残端未脱落时要避免被水浸泡或污染，可使用脐带贴保护脐部；头部有皮脂结痂的不可用力去除，可涂油剂浸润，待痂皮软化后清洗。

（刘　红）

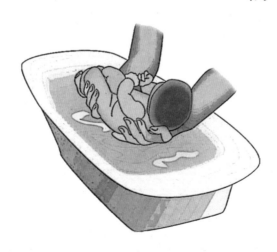

10. 该不该给孩子用安抚奶嘴?

安抚奶嘴的好处在于可以让孩子平复情绪,孩子通过吸吮获得满足感、安全感;弊端在于孩子在不停吸吮的过程中有气体自口角进入胃内,引起胃肠胀气和溢乳,还会引起频繁的胃肠蠕动,发生肠痉挛,引起腹痛,长期使用还会引起上下牙齿咬合不正,影响美观。孩子可以使用安抚奶嘴,但要正确给孩子使用,大多数孩子到了6~9个月的时候会自己主动戒掉使用安抚奶嘴的习惯,尽量让孩子在1岁以后不要再使用安抚奶嘴,可以为他选择其他的安慰物。

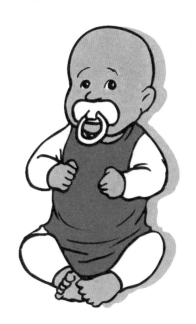

(刘　红)

11. 孩子总是吸吮手指怎么办?

先分析原因,如果是饥饿引起的,就要对孩子合理喂养;如果是因为孤独、寂寞或是缺乏安全感引起,就要多陪伴孩子,培养孩子对环境、玩具的兴趣,转移注意力,渐渐改正;还可以在手指上涂抹黄连水、辣椒水或苦水等,使孩子因为痛苦而中断吸吮。

(刘　红)

12. 人工喂养的注意事项有哪些?

母乳是婴儿出生后天然的最好食物,但是当某些原因造成母乳喂养困难时,需要选择配方奶粉或其他代乳品替代母乳喂养的方法,也就是人工喂养的方法。人工喂养时需要正确喂哺技巧,喂养应注意选择软硬合适和奶嘴孔大小合适的奶嘴,孔的大小以奶瓶倒置时液体连续滴状滴出为宜;奶的温度要与人体体温相似,家长可在喂奶前将乳汁滴在手腕内侧测试温度;奶瓶、奶嘴及配奶用具每次用后要清洗消毒;奶尽量现用现配,如有剩余可冷藏保存,24小时内用完;喂哺时将婴儿抱起,斜卧于喂哺者怀中,奶瓶呈斜位,奶嘴和奶瓶前半部分充满奶汁,防止婴儿吸奶时吸入空气。喂哺后将婴儿抱起,轻拍后背,促使其将吞咽的空气排出;婴儿食量存在个体差异,家长需根据婴儿食欲、体重、粪便性状及时调整奶量。

(姚　洁)

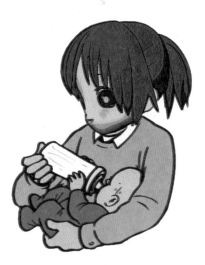

13. 小儿辅食添加的原则和顺序是什么？

随着婴儿生长发育的逐渐成熟，单纯的乳汁喂养已经不能满足其生长发育所需要的营养。应在婴儿 4 ~ 6 个月时逐步向固体食物转换，以保障婴儿的健康。

食物转换应遵循从少到多，从稀到稠，从细到粗，从一种到多种，逐渐过渡到固体食物。纯母乳喂养的婴儿可先逐渐用配方奶完全替代母乳，同时逐渐加入其他食物。天气炎热和小儿患病期间可暂停添加新的辅食；添加辅食时要先选择易于婴儿消化吸收，又能满足其生长发育需要的食品，同时注意不要选择易引起过敏反应的食品。

4 ~ 6 个月可选择泥状食物，如含铁配方的米粉、配方奶、蛋黄、菜泥、水果泥等；7 ~ 9 个月可选择末状食物，如粥、烂面条、鱼、全蛋、肝泥、肉末等；10 ~ 12 个月可选择碎食物，如厚粥、软饭、馒头、碎肉、碎菜、豆制品、带馅的食物等。

（姚　洁）

14. 如何给孩子正确测量体温？

使用前要先将温度计度数甩到 35℃以下。将体温计置于腋下最顶端，水银端和腋下的皮肤紧密接触并夹紧，以免脱位或掉落。测量 5 ~ 10 分钟，取出体温计，读取温度数据后，腋下如有汗液，需擦干再量。若测量时间未到，松开腋下，则需重新测量，时间需重新计算。喝热饮、剧烈运动、情绪激动及洗澡需待 30 分钟后再测量。

（贺延丽）

15. 小儿正常腋下体温是多少？超过多少度为发热？

小儿正常腋下体温为 36.0 ~ 37.4℃。

当腋温超过 37.5℃时称为体温过高（分 4 级）。

低热：37.5 ~ 37.9℃。

中等热：38.0 ~ 38.9℃。

高热：39.0 ~ 40.9℃。

超高热：41.0℃以上。

（白　鸽）

16. 小儿高热时应用退热药有哪些注意事项？

常用的退热药有布洛芬混悬液、对乙酰氨基酚等，这些均属非处方药，有口服剂，有肛栓剂，根据病情可 4 ~ 6 小时重复使用一次，但禁忌用过大剂量，以免引起体温骤降、多汗，甚至发生虚脱，退热药只能在发热时有退热作用，一般体温超过 38.5℃时使用，不能预防发热，且对原发疾病没有治疗作用，过多应用会有恶心、呕吐、白细胞下降等副作用，因此，不发热时不宜使用退热药。

（白　鸽）

17. 孩子发烧了，常用的物理降温方法有哪些？

孩子生病时常常会发烧，除了用退烧药外还有物理降温的方法比较有效，主要方法有：

①冰袋降温：可将冰袋用毛巾包裹后放在前额降低头部温度，也可以将冰袋放在颈部两侧、腋窝和腹股沟等体表大血管走行处。切记冰袋不可放在耳后、胸部、腹部、阴囊和足心等处。②头部冷湿敷：将毛巾以冷水或冰水浸湿后拧至半干敷在前额，或者用降温贴贴敷前额。③温水擦浴法：温水擦浴的水温以 32 ~ 34℃为宜，保持室温 25 ~ 27℃，避免空气对流。擦浴时以四肢、腰背部和腋窝、腘窝、腹股沟为主进行全身擦拭，避开胸腹部、足心。擦拭时注意孩子的面色、呼吸和手脚温度。

（李楠楠）

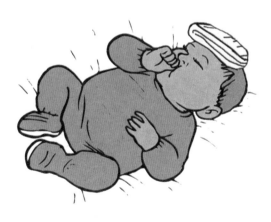

18. 什么是高血铅症和铅中毒？如何预防？

2006 年我国卫生部规定：高血铅症是指连续两次静脉血铅水平为 100 ～ 199 微克 / 升；铅中毒是指连续两次静脉血铅水平等于或高于 200 微克 / 升。

生活中家长要注意儿童个人卫生，勤剪指甲，勤洗手；避免给儿童选购彩色图案和伪劣的餐具；儿童的玩具和个人用品要经常清洗；避免食用油炸食品、皮蛋、老式爆米花机所爆食品；不饮用长时间滞留在管道内的水；经常食用含钙充足的食品，如豆制品、乳类；多食用含铁、锌丰富的动物肝脏、肉、蛋等；多食用富含维生素 C 的新鲜蔬菜和水果。

（白　鸽）

19. 孩子出现红臀怎么护理？

红臀医学上称为尿布皮炎，是一种小儿常见的皮肤病，损害部位可见于外生殖器、会阴、臀部，甚至延至大腿、腰部。护理红臀的要点就是保持孩子臀部皮肤清洁、干燥，可采取以下措施：

（1）放弃尿不湿，选用传统的纯棉质、细软、吸水性强的浅色尿布；能自己控制大小便的孩子要穿开裆裤。

（2）尿、便后立即更换尿布，尿布清洗干净后用沸水浸泡后阳光下暴晒 6 ～ 8 小时，注意防尘和防潮。

（3）每次大便后要用清水清洗臀部，清洗时应用手蘸水温柔地进行清洗，而不要用毛巾直接擦洗臀部，吸干后在红臀处涂抹油剂，常见的有植物油、凡士林油、氧化锌软膏等。

（4）在气温或室温条件允许的情况下，可以把尿布垫在臀部下面，让臀部充分暴露在空气中或阳光下，每日 2 ～ 3 次，每次 20 ～ 30 分钟，一般 1 ～ 2 天红臀就能有所恢复。

（5）臀部轻微发红时，可使用护臀膏。

（6）如果局部皮肤糜烂或破溃，可以外涂百多邦或美宝烧伤软膏，两者可以交替使用，轻者 2 ～ 3 次 / 日，严重者 5 ～ 6 次 / 日。

（7）在涂抹油类及药膏时，应把棉签贴在皮肤上轻轻滚动，而不能上下涂刷，以免加重疼痛和导致脱皮。

（白　鸽）

20. 给孩子喂药不吃怎么办？

首选甜味、水果味的儿童药品，如果是较大的孩子要多沟通、讲道理、夸奖和诱导，要对孩子有耐心，哪怕讲一个小时的道理也不要一味地强制孩子，一旦孩子接受和明白吃药的重要性后，就会乖乖吃药了，而且以后吃药都不会费劲了；如果是年龄较小的孩子，可以选择用滴管喂，每次滴少量的药，这样就不会呛到孩子。

最后一种方法就是灌药，先将已溶化好的药物用小勺子混匀，一名家长将孩子抱在怀里，颌下围好小毛巾，使孩子头略侧向外边；另一名家长一只手轻轻捏住孩子的双颊，一只手将小勺放在孩子口内，紧压住下齿使药液顺口角慢慢流入口中，无论孩子怎样哭闹、挣扎，小勺始终压住下齿，直到药物全部咽下，千万不要给孩子捏鼻子灌药，会呛到孩子，很危险。

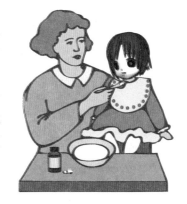

（白　鸽）

21. 水合氯醛灌肠镇静为什么有的孩子不睡？

水合氯醛是儿科常用镇静止惊药物，其优点在于不过分抑制睡眠中的快速动眼状态，醒后多无头昏、困倦等现象。临床上根据孩子体重给药，1毫升/千克。当止惊用水合氯醛时一定要严格掌握剂量，一次用量不可过大，反复应用时应间隔一定的时间，与其他止惊药物合用时应减少剂量，避免中毒。

如果孩子不睡，原因有以下两点：

（1）孩子用水合氯醛保留灌肠后3～5分钟肛门排便或排气，使药液外溢。

（2）孩子在灌肠前睡眠时间较长，影响了镇静效果。

（贺延丽）

22. 孩子出现哪些情况不能接种疫苗？

当孩子患有急性传染病、活动性肺结核，较重的心脏病、风湿病、高血压、肝肾疾病、严重的化脓性皮肤病及慢性病急性发作期不能进行预防接种。此外患有哮喘及有过敏史的孩子使用动物血清制品易发生过敏性休克或出现血清病。儿童患发热性疾病，体温在37.5℃以上者，禁止服用脊髓灰质炎活疫苗糖丸。免疫缺陷患儿或正在接受免疫抑制剂治疗者，不能进行常规接种。

（王恒娟）

23. 预防接种常见的反应是什么？

（1）全身反应：接种后 5 ~ 6 小时或 24 小时出现体温升高，如为活疫苗则有一定的潜伏期后才出现体温升高。有些儿童可能出现头晕、全身不适、疲倦、恶心、呕吐、腹痛、腹泻等反应，一般此类反应如较轻微时可以不作处理，注意休息，多饮水或给予对症处理。如高热不退或症状较重时，应去医院就诊。

（2）局部反应：接种后数小时到 24 小时注射局部出现红、肿、热、痛等反应，有时会伴有局部淋巴结肿大，局部反应一般持续 2 ~ 3 天。活疫苗接种后局部反应出现较晚，持续时间也较长。出现局部反应时，可以用干净毛巾热敷，并抬高患肢。

（3）异常反应：发生率极低，包括过敏性休克、晕厥、过敏性皮疹、无菌性脓疡等，一旦发生需及时采取抢救措施。

（王恒娟）

24. 您的孩子有锌缺乏症吗？

锌参与体内 100 多种酶的形成，缺锌可影响核酸和蛋白质的合成和其他生理功能，正常人体含锌 2 ~ 2.5 克，锌缺乏指血清锌低于正常，小于 10.0 ~ 10.7 微摩尔 / 升（65 ~ 70 微克 / 分升）为锌缺乏。可见于婴儿，锌作为多种酶的成分广泛地参与各种代谢活动，其表现为：

（1）消化功能减退：缺锌影响味蕾细胞更新和唾液酸酶的活性，使舌黏膜增生、角化不全，以致味觉敏感度下降，发生食欲不振、厌食、异食癖等症状。

（2）生长发育落后：缺锌直接影响核酸和蛋白质合成以及

细胞分裂，并妨碍生长激素轴功能以及性腺的成熟，故生长发育停滞，体格矮小，性发育延迟。

（3）免疫功能降低：缺锌会严重损害细胞免疫功能而容易发生感染。

（4）智能发育延迟：缺锌可使脑 DNA 和蛋白质合成障碍，谷氨酸浓度降低，从而引起智能迟缓。

（5）其他：如地图舌、反复口腔溃疡、创伤愈合迟缓、视黄醛结合蛋白质减少儿出现夜盲症等。

（王恒娟）

25. 家有肥胖症的儿童如何控制饮食？

（1）低热能平衡饮食：在限制热能基础上，蛋白质、脂肪、碳水化合物配比适宜；无机盐、纤维素供给充分。

（2）合理选择食物：多选含脂肪低的蛋白质食物，如瘦的牛、羊、猪肉，兔肉、鱼类、鸡肉、牛奶和豆制品等。并选择含纤维素和矿物质丰富的新鲜瓜果、蔬菜及粗粮等食品。不食用高脂肪、高热能食品，如花生、瓜子、松子、核桃、肝、脑、腰子、鱼子、蛋黄、干贝、甜品和巧克力等。

（3）注意烹调方法：多用煮、炖、凉拌的方法。忌食煎、炸食品。

（4）改变不良生活习惯：坚持膳食记录，建立良好饮食习惯，控制饮食环境。

（王恒娟）

· 新生儿常见疾病知识与护理常识 ·

26. 新生儿每天睡多长时间？宝宝睡觉还需要喂奶吗？

新生宝宝在最初几周里，每天要睡 16 ～ 20 小时。早产儿睡眠的时间会更长，为 18 ～ 22 小时。宝宝需要 2 ～ 3 小时喂一次奶，所以不要因为宝宝在睡觉而不给宝宝喂奶。即便宝宝睡着，闻到奶香味他（她）也会闭着眼睛吃奶的。

（梁　军）

27. 如何观察新生儿的大便性质和次数？

新生宝宝一般在生后 12 小时开始排胎便，胎便呈深、黑绿色黏糊状，生后 3 ～ 4 天可排净；吃奶粉的宝宝每天大便 1 ～ 2 次，大便多呈奶瓣状；吃母乳的宝宝每天大便 4 ～ 5 次，也可能会更多，大便呈金黄色，细软呈凝乳状。不论大便几次，只要水分不多，不含黏液脓血，无异常气味，性状正常，宝宝的状态又很好，体重也能正常增长，妈妈们就不用担心。

（梁　军）

28. 新生儿出现斗眼、斜视、眼球震颤，还有手足徐动，是不是不正常呀？

宝宝出生时头部相对较大，约占身长的 1/4。大脑皮层发育又不完善，包着每个神经的髓鞘未完全形成，对任何刺激都可出现全身反应，这种现象称为泛化反应，所以常见宝宝有不自主活动和手足徐动的表现；宝宝的眼神经调节眼肌运动不协调，所以常见宝宝斜视、斗眼和眼球震颤，随着日龄增长，可自行好转。

（梁　军）

29. 新生儿什么时候才能看到东西？

宝宝出生时可以睁眼，眼球无目的地运动；生后 2 ~ 3 天，在眼前 10 厘米处能看见红色物体，仅能注视几秒钟，如果反复做就做不出来了；生后 15 天左右，有的宝宝可视母亲脸，你笑他也笑，你脸移动，他也会跟着短暂移动；1 个月左右时，宝宝能随着移动的东西看。

（梁　军）

30. 如何给新生儿选择枕头?

新生儿的颈部生理弯曲还没有出现，一般不需枕头。可用浴巾叠个 3 厘米厚，长约 35 厘米，宽 20 厘米的枕垫，放在宝宝头颈部，使其与身体保持在同一水平，过高或过低都会影响到宝宝的呼吸。给宝宝尽量采取左、右侧和仰卧交替的体位。因宝宝的头型和遗传基因有很大关系，所以不必刻意去给宝宝睡头型。

(梁 军)

31. 新生儿总打嗝怎么办?

新生儿打嗝，主要是食物刺激食道或胃膨胀后触及膈肌而引起的间歇性膈肌收缩。多见于吃奶较快而导致吞咽空气较多，使胃肠胀气。出现打嗝后，可让宝宝喝几口温开水或吃几口奶，能反射性抑制膈肌收缩；也可用柔软纸做成细小纸筒，轻轻刺激鼻腔壁，引起打喷嚏以制止打嗝；或者拍打足底，让宝宝哭叫，也是不错的方法。

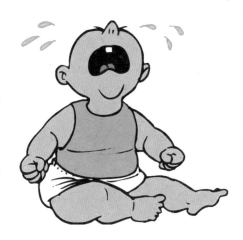

(梁 军)

32. 新生儿嘴角总有溢奶正常吗？

新生儿溢奶，又称漾奶，是正常的生理现象。它是由于新生儿贲门口松弛，胃呈水平位，幽门口肌紧张和胃肠壁神经发育不完善引起的。

具体表现就是自然的少量的奶汁或奶块从宝宝的嘴角溢出，每天次数不等，最多可有十余次。只要宝宝生长发育及精神状态都较好，体重增长也正常，就不必理会。宝宝溢奶时，一定要注意及时擦拭，防止长期存留在皮肤上，刺激皮肤，出现皮炎；或者流到耳内，出现中耳炎。

（梁　军）

33. 如何判断新生儿母乳吃没吃饱？

在宝宝吃奶前妈妈会感觉乳房很胀或有下坠感；吃奶时妈妈乳房会有"苏苏"的感觉，也能听到宝宝吃奶吞咽时"咕咚咕咚"的声音，摸宝宝的后背能感觉到随宝宝吞咽动作的震动感；吃奶后，妈妈会感觉乳房变得柔软，并能轻轻抽回乳头，宝宝吃饱时，也会用舌头推出乳头；宝宝在两顿奶中间，会很安详，不哭闹，能睡 3 个小时左右。

如果妈妈的奶量不足，每次吃奶前，妈妈乳房轻胀，或者没有任何感觉；宝宝吃奶时也没有"苏苏"的感觉，吃奶时，也听不到"咕咚咕咚"声；吃奶后，乳房没有柔软的感觉，或者和吃奶前一样；超过吃奶时间，宝宝老含着乳头不放。吃完奶碰宝宝的口角，立刻又有张口找奶吃的本能反应；每次只吃 5 分钟左右的奶就睡，睡十几分钟又出现想吃奶的表现，或阵阵哭叫，老想找奶吃。说明宝宝根本没有吃饱。

（梁　军）

34. 有新生宝宝的室内环境应注意些什么？

新生儿室温应保持在 22 ~ 24 ℃，早产儿为 24 ~ 26℃；湿度保持在 55% ~ 65%，如果湿度达不到，可在房间里放一盆水，或准备一个加湿器；室内每日都要开窗通风，每次 15 ~ 30 分钟（根据天气及气温）；尽量减少亲友的探视，预防呼吸道疾病的发生。

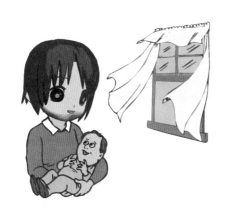

（梁　军）

35. 给新生儿洗澡要注意哪些？

首先要根据天气和宝宝的身体状况来选择是否给宝宝洗澡，如条件允许最好每天进行。水温保持在 38 ~ 42℃，室温保持在 28 ~ 30℃，洗澡最好选择在宝宝的两顿奶之间，这样宝宝不饱也不饿，也就不会哭闹。洗澡时使用清水即可，如使用洗浴用品最好选择偏酸性的，护肤品应选择低敏或抗敏制剂。洗澡时不要让水溅入宝宝的眼耳鼻及口内；用毛巾轻轻吸干皮肤和皱褶处水分，然后撒少量的扑粉，因为扑粉过多，湿后成糊状会刺激宝宝的皮肤；臀部要勤洗，尤其是大便后，洗后再涂少量的美宝软膏或熟豆油以防臀炎的发生。

（梁　军）

36. 如何给新生儿做脐部护理？

新生儿的脐带一般 5 ~ 10 天才能脱落，脐带在未脱落前或刚脱落 1 周内，每日都要用 75% 的酒精对脐窝进行消毒 2 次，如有血迹或脓性分泌物要先使用双氧水，再使用酒精进行消毒，防止化脓引起败血症。如总有渗血可使用云南白药进行止血，如出血量较大，应及时就医；脐部未脱落前不要在上面覆盖纱布、尿裤，这样不利于脐带的干燥脱落，脐窝内也不要扑粉，防止感染的发生。

（梁　军）

37. 如何给新生儿的五官进行清洁及护理？

每天清晨在宝宝睡醒后都要给宝宝用柔软的纱布进行擦脸，眼部最好使用无菌纱布蘸上生理盐水，从眼内角向外轻轻地擦拭双眼，如有脓性分泌物，可使用润舒眼药水每日 2 ~ 3 次滴眼；新生儿的耳部很软，要经常更换体位，防止长期受压变形，影响耳血循环；鼻部如有鼻屎可滴入母乳或清水 1 ~ 2 滴，待软化后轻轻掮出；口腔护理很重要，每天都要用棉签蘸取温开水给宝宝轻拭口腔，保持口腔卫生。

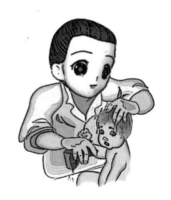

（梁　军）

38. 新生儿发烧怎么办？能吃药吗？

新生儿发烧是禁用退热药的，因为退热药只能通过神经系统来实现，而新生儿的神经发育还不成熟，起不到这种作用。使用退热药会引起中毒，表现为全身发灰，体温不升，手足冰凉，反应变差。所以新生儿发烧时只能使用物理降温。最简单的散热方法就是打包散热，只需将宝宝的衣襟和包被打开，使其身体透透气，借助于皮肤蒸发散热而达到降温目的；也可温水泡浴，室温保持在 28 ~ 30℃，以 2 ~ 5 分钟为宜，每天 1 ~ 2 次，因为一人操作略有难度，所以较为不便，如室温低于 27℃，反而会受凉；温水擦浴较为方便，一人即可操作，室温也要保持在 28 ~ 30℃，而且要边擦边盖，以防受凉，此方法可一日数次，降温效果较好。在宝宝降温期间应每 30 分钟测 1 次体温，以评估宝宝的降温效果，如果用以上方法降温 12 小时效果仍不明显，请速到医院就医。

（梁　军）

39. 新生儿的体温为何不稳定？低体温或体温不升怎么办？

新生儿出生后，体温会迅速下降，1 小时内可下降 2.5℃，12 ~ 24 小时才会逐渐稳定到 36 ~ 37℃。而且新生儿的大脑中枢调温功能不完善，脂肪保温又差，体表面积又大，容易出现体温不升。所以新生儿不但要注意保暖，还应注意环境温度。

新生儿体温应维持在 36.5 ~ 37.0℃之间，若低于 36.5℃，就应给宝宝保温了：首先应提高环境温度、包紧宝宝，也可用热水袋保温，但注意不要烫伤；当体温低于 36.0℃以下时升温要缓慢进行，尤其是早产儿，最好在 16 ~ 20 小时逐渐上升，不要一下恢复到正常体温，容易导致肺出血的发生；也可把宝宝裸体抱在妈妈怀里，直接接触妈妈的皮肤，以达到升温效果。

（梁　军）

40. 新生儿总是口吐白色泡沫正常吗？

小儿口吐白色泡沫，在新生儿期和婴儿期都可以见到。它是由口腔呼出的气体，通过口内液体逐渐形成的。表现和螃蟹吐沫差不多，泡沫是透明的，不带任何颜色。当新生儿肺炎时，常见在宝宝口唇边缘有白色泡沫。特点是出现频繁，时擦时有，反反复复。所以口吐白色泡沫，是诊断新生儿肺炎的依据之一；口腔发炎的宝宝，例如溃疡、糜烂、舌发炎等，宝宝因为疼痛或不适，也会口吐白色泡沫；咽部发炎时，由于炎症刺激咽部，宝宝也会口吐白色泡沫。

（梁　军）

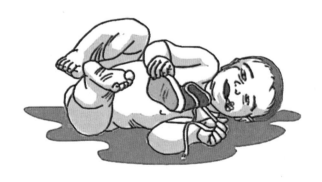

41. 如何判断新生儿是不是得肺炎了？

胎儿在子宫内或者在分娩过程中因缺氧窒息，把羊水或者胎粪吸入肺内，而导致的吸入性肺炎，得病时间多在 3 天内。出生后由细菌、病毒引起的肺炎，多在第 4 天以后发病。虽然得病原因不同，但出现肺炎的表现是大致相同的。

首先表现为咳嗽，正常宝宝不应该听到咳嗽声，每天听到几声咳嗽，肯定不正常，如果咳嗽逐渐加重，或者很用力咳嗽并伴有喘憋，很可能就是肺炎；其次是呛咳，多见于每次吃奶过程中，若是母乳不急，或者奶嘴眼孔不大，出现频繁呛咳，绝大多数是肺炎。平时，在吃奶之初偶有呛奶，接着吃奶就一点也不呛咳，一般就不是肺炎；三是口吐白色泡沫，肺炎时经常见到宝宝频繁地口吐白色泡沫，偶尔吐白色泡沫，一般问题不大；四是鼻翼翕动，安静时看鼻翼有翕动，肯定是肺炎。但在吃奶哭闹时出现这种表现，安静后可恢复，就没有大问题；最后是口周发绀，指口周一圈发青，时青时无，或持续发青，都有诊断意义。

如宝宝出现以上情况请立即就医，住院治疗。

（梁　军）

42. 新生儿脓疱疹的表现及如何护理?

脓疱疹是新生儿常见的一种传染性很强的皮肤病。一年四季都可发病,多见于夏秋季节。新生儿期内发病,以生后4 ~ 10天多见。新生儿皮肤薄嫩,易被指甲、衣服上硬奶块、粗糙衣服等擦伤生病;穿衣服过厚、包布不透气,使皮肤上的汗水、油脂、灰尘等,对皮肤刺激、浸泡、软化,也可引起发病。脓疱疹在全身任何部位都可以发生,多见于头面部、胸背腹部以及皮肤皱褶处(颈部、腋窝、大腿根部)。开始表现为小红点,或者浅在的水疱,迅速扩散成脓疱。脓疱大小不一。脓疱都高出皮肤表面,内容物为浆液脓性。脓疱壁薄,容易擦破,底面稍红,干瘪后形成结痂,不留瘢痕。脓汁流到哪儿,就会有新的脓疱出现。也可以通过您的手、衣物、尿布、枕巾、纱布传播。

每次接触宝宝前后,都要流水洗手;宝宝使用过的物品最好煮沸消毒;穿盖不要过多过厚,宝宝物品应专用;如若同时有两个宝宝,一定要分开护理;小脓疱不要挑破,可用75%酒精消毒,再外涂百多邦,大脓疱可用无菌针头挑破,选择碘伏消毒,再外涂百多邦;如周身都是,可选用1 : 5000的高锰酸钾进行泡浴,每次5 ~ 10分钟,每日2次,效果显著。

(梁 军)

43. 新生儿起尿布疹该怎么办?

新生儿尿布疹一般是由于家长给宝宝换尿布不及时或者使用一次性纸尿裤过敏所致。若更换尿布不及时,细菌将大便、尿液中的尿素分解成氨类刺激皮肤,刺激尿布区域的皮肤可使宝宝发生尿布疹。如若是纸尿裤过敏,请不要再继续使用,选择质地柔软、纯白或浅色纯棉针织料作为尿布使用。每次在宝宝大便后都要及时清洗宝宝的小屁屁,并外涂美宝软膏或熟豆油保护,防止尿布疹的发生。

(梁　军)

44. 脐带长时间没有脱落,怎么护理?

脐带一般是生后一周左右自行脱落,在家庭护理中要注意保持脐部干燥,观察有无渗出和异味,洗澡时避免进水。若长时间未脱落并有渗出时,可使用无菌棉签将渗出液擦干,再使用碘伏棉签消毒脐部,每日 3 ~ 4 次均可,若有污染随时擦拭。如果渗出液量多,有异味或出血要及时到医院就诊。

(张　莹)

·呼吸系统常见疾病知识与护理常识·

45. 小孩子为什么经常感冒发热，有什么办法可以预防吗？

小孩子经常患呼吸道感染，同自身的免疫功能、身体营养缺乏有关系。

第一，免疫功能低下，易患感染，反过来，反复感染，又可引起继发性免疫功能下降，形成恶性循环。需要做检查，明确是否有免疫功能紊乱，根据结果进行免疫调节疗法。

第二，反复感染与小儿的营养状况欠佳有密切关系，尤其是患有营养不良、佝偻病等疾病的小儿更容易反复患呼吸道感染，一般原因为孩子生长速度过快，喂养不当或经常患病等造成。结合全身情况做出评估，并及时找出营养缺乏的原因，在有经验的医生指导下进行有针对性的防治。遵医嘱进行适量的营养素的补充，平时注意均衡营养，多吃富含维生素和矿物质的蔬菜、水果，多给孩子饮水。

此外，多让孩子参加户外运动或加强体育锻炼以增强体质，平时注意增减衣物，冷暖保护，勿在流感高发期到公共场所游玩。

（唐淑华）

28

46. 儿童最常见的肺炎有哪种？哪些儿童容易患肺炎？

支气管肺炎是儿童时期最为常见的肺炎，2 岁以下婴幼儿最多见。一般起病急，四季均可发病，北方以冬、春寒冷季节及气候骤变时多发。居住环境拥挤、通风不良、空气污浊、阳光不充足等致病原体增多，机体抵抗力下降，儿童易患肺炎。此外，营养不良、低出生体重儿、维生素 D 缺乏症、先天性心脏病及免疫缺陷者均易发本病。

（王颖丽）

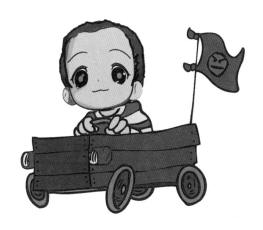

47. 为什么孩子住院期间护士会要求每天开窗通风？

（1）开窗通风可以增加空气中氧含量，长时间不开窗空气中氧含量降低，二氧化碳含量增高，会引起头痛、血压高等不适症状。

（2）经常开窗通风可以保持空气新鲜，如果长时间不进行通风，室内空气质量下降，很容易有头晕、恶心、心慌、疲乏等。

（3）开窗通风可以杀菌去尘，开窗后空气流通，减少空气中病毒、细菌等有害物质浓度，同时加快有害物质落地的速度，可以避免交叉感染。

（4）开窗通风可以调节室内的温度和湿度、去除异味，提高舒适度。

（李楠楠）

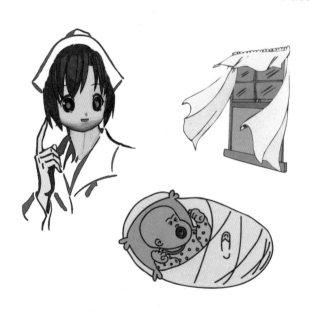

48. 孩子吸痰时鼻黏膜出血正常吗？出现出血怎样处理?

婴幼儿鼻道狭窄、黏膜柔软、血管丰富，感染时黏膜肿胀、脆弱，在外界环境干燥时容易出血。吸痰时由于吸痰管的反复刺激和负压吸引的力量，更容易引起鼻黏膜破损出血，一般出血量较少，可以自行止住。

一旦出现鼻黏膜出血，量少的情况下鼻黏膜很快会自行恢复、止血，不用特殊处置。出血量多或出血不止时要停止吸痰，立即压迫止血，密切观察鼻黏膜出血情况，必要时请耳鼻喉科医生协助进行压迫止血。

（李楠楠）

49. 纤维支气管镜手术，术前都要做哪些准备?

支气管镜肺泡灌洗术作为一种治疗方法已经越来越多地应用于重症肺炎治疗中。这是一种没有创伤、痛苦小的手术，孩子在做灌洗时处于麻醉状态，术后立即苏醒。

手术之前按照医生的要求准备好孩子近期的胸片和胸部CT片，以备医生手术时调阅。准备好做雾化吸入的面罩，术前会给孩子吸入药物，缓解气管痉挛，有利于灌洗出肺内的分泌物。孩子换好宽松的对襟棉质衣服，衣物不要过紧、过厚，2岁以下的孩子穿好尿不湿，防止术中大小便污染衣裤。术前孩子禁食水 4 ~ 6 小时，避免手术时因咳嗽引起呕吐、误吸等意外。

（牛峥彬）

50. 孩子做完纤维支气管镜手术需要注意哪些？

做完手术后孩子立即清醒，回到病房孩子不能枕枕头，平卧 6 小时，头尽量偏向一侧，防止呕吐引起误吸。术后孩子会有阵发性刺激性咳嗽，一般持续 10 分钟左右可自行缓解，不能用力拍背或拍打孩子胸背部。小年龄的孩子哭闹严重无法缓解，可以暂时镇静。术后孩子暂时禁食水 3 小时，避免引起呛咳和误吸。3 小时后，先饮水少量，没有呛咳后可以喝些稀粥等流质食物，不能吃油腻不易消化的食物或易产气的食物。

（牛峥彬）

51. 什么是食物不耐受，食物不耐受的孩子饮食应注意什么？

食物不耐受是一种复杂的变态反应性疾病，可以表现为全身系统的症状。在呼吸系统主要表现为支气管炎、呼吸道感染、反复咳嗽、哮喘等；消化系统主要表现为呕吐、腹胀、长期腹泻、便秘、便血等；皮肤系统主要表现为皮疹、皮炎、荨麻疹、湿疹等；还会表现在免疫系统和生长发育异常等方面。

食物不耐受的发生主要与摄入的食物营养成分有关，家长应坚持记录一段时间内（如 3 个月）孩子的三餐饮食成分，观察孩子食用哪些食物易出现不耐受的症状，并寻找规律。

有食物不耐受的孩子在平时的饮食中应遵医嘱尽量回避不耐受的食物，同时保证膳食营养的平衡，不能偏食。家长给孩子买食物时要养成看营养成分表的习惯，避免给孩子吃含有不耐受成分的食物及其制品。提倡家长自己选择孩子能食用的食材，亲自动手做一些点心，既能保证食品安全也避免了不耐受食物的继续摄入。

（李 洁）

52. 孩子查出食物不耐受应该怎么办？

孩子经过检测可以查出不耐受的食物，对阳性结果的食物，1 个加号的要禁食相应的食物及其制品 3 个月；2 个加号以上的要禁食相应的食物及其制品 6 个月；禁食时间到达以后进行复查，根据复查结果调整饮食。

对生长发育必需的营养成分不耐受的孩子，在禁食期间可用其他食物代替不耐受的食物。比如对牛奶、鸡蛋不耐受的孩子可以用豆浆、猪肉代替，以保证钙和蛋白质的摄取；对奶制品不耐受的小婴儿可以更换为水解奶。

（李　洁）

53. 哮喘的孩子居室应注意什么？

家有哮喘的孩子居室需要注意以下几方面：居室内装饰品定期清洗，避免摆放可藏污纳垢的装饰品，室内不摆插鲜花；孩子房间内不铺地毯，窗帘应以薄纱制品为好，每两周清洗 1 次，避免挂长绒毛窗帘；房间不要摆放布艺沙发，不摆放布制或毛绒玩具，玩具应勤洗晾晒；床上用品应选择纯棉或防螨材料的，不以毛毯作卧具，不用鸭毛等动物羽毛装枕芯，被褥、枕头经常在阳光下晾晒，被套、床单、枕套等每周清洗 1 次，枕芯内容物每月要更换或倾倒出来暴晒后再次使用；空调尽量不用，必须用时要勤清洗，使用空调时室内外温差不要超过 5℃；卫生间和厨房这种有水源潮湿的地方要保持通风、勤清洗、保持干燥防止霉菌生成。

（李　洁）

54. 孩子有哮喘，日常生活中要注意什么？

日常生活中要注意孩子的活动和饮食。不要让孩子剧烈运动、蹦床、蹦沙发。避免给孩子吃容易过敏的或明确过敏的食物。

哮喘孩子的家长要戒烟，不能喷香水，夏天不能用有刺激性气味的花露水，家里不能用杀虫剂、消毒剂等，避免孩子吸入。

室内要早晚通风，被褥勤洗晒，室内勤打扫卫生，减少室内的灰尘。避免在孩子面前收拾床铺，打扫卫生。

季节变化时及时增减衣物，避免去人多的公共场所和尘土飞扬的环境，出门戴口罩，防止吸入冷空气和感冒。

（李　洁）

55. 孩子得了哮喘，不喘时还需要用药吗？

哮喘孩子需要长期坚持用药，不能擅自增减药量，要在医生指导下正规用药，按疗程减药。家长要监督指导孩子按时、按量吸药，带领孩子按时到哮喘门诊随诊。家里要常备沙丁胺醇吸入剂，在哮喘急性发作时可紧急用药，缓解喘息。

（李　洁）

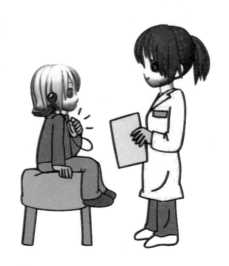

56. 哮喘孩子住院时饮食需要注意哪些？

哮喘首先要禁异种蛋白饮食，异种蛋白饮食包括牛奶、鸡蛋、鱼、虾等，这些食物本身可以诱发喘息，如果孩子已经得了喘息性疾病，那么这些食物会加重喘息的症状。哮喘的孩子饮食宜温热、清淡、松软，可少量多餐，可适当吃点蜂蜜、香蕉等润肠通便的食物，以保持大便通畅。宜忌食刺激性、油腻肥厚的食物，以免滋湿生痰，生热助火，加重病情。急性发作期饮食以清淡、易消化的流质或半流质饮食为宜，多吃水果，避免吃诱发哮喘发作的食物。

（赵晓虹）

57. 如何进行正确的叩背排痰？

叩背是体位引流、协助排痰的辅助治疗手段之一。叩背方法：双手五指并拢，手掌弯曲呈空心状，以均匀的力量叩击背部，利用手掌大鱼际肌、小鱼际肌或者整个手掌缘紧贴皮肤震动，自下向上，自外向内在胸背部有力地叩击，借以振荡气道内的分泌物，而利于排出，根据其耐受情况，最多不超过 20 分钟，每日 2 ~ 3 次，同时鼓励孩子咳嗽，叩背治疗，可能使孩子感到疼痛，如在叩击部位垫上薄毛巾可使其缓解。禁忌证：胸部外伤、肋骨骨折、气胸、胸腔出血或引流者。

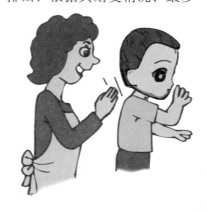

（赵晓虹）

58. 孩子在雾化吸入时应注意什么？

对于呼吸道疾病的孩子雾化吸入是一项常用的、有效的治疗方法，在做雾化吸入时要注意以下几点：

（1）雾化吸入时孩子最好采取坐位、半卧位，较小的孩子由家长抱起，尽量避免采取卧位，这样有利于雾粒进入终末细支气管。

（2）做雾化吸入时尽量避免孩子哭闹，哭闹严重影响吸入效果；吸入时注意不要将面罩扣得太紧，面罩上缘靠在鼻梁处，下颌处留出空隙，避免孩子害怕不配合。

（3）雾化吸入结束后用湿毛巾擦净孩子的脸和颈部，及时给孩子漱口，年龄小的孩子不能漱口可以少量喝水。

（4）雾化吸入时间为 5 ~ 10 分钟，使药物充分发挥作用。在雾化吸入时孩子如果出现哭闹不止、面色发绀、呼吸困难时立即停止雾化，及时通知医生。

（李楠楠）

59. 压喷用的面罩式雾化器和口含式雾化器的区别？

呼吸系统疾病的小儿会经常接受压喷吸入治疗，一次性雾化器分为面罩式和口含式，面罩式雾化器适用于 3 岁以下小儿，因为面罩的依从性好，年龄小的孩子容易接受，从而能够配合治疗；而口含式雾化器适用于 3 ~ 5 岁以上，认知能力强的孩子，吸气吐气的方法能够学会并掌握，口含式的密闭性好，药物流失少，治疗效果好。

（赵晓虹）

·消化系统常见疾病知识与护理常规·

60. 小儿"拉肚子"可怕吗？有什么严重后果？

小儿"拉肚子"如及时治疗是不可怕的，如家长不重视，任其发展下去，急性者会出现水、电解质失衡、酸碱平衡紊乱、全身中毒症状或死亡，慢性者可造成小儿营养不良、生长发育障碍。

"拉肚子"是一种多病原、多因素引起的消化道疾病，以大便次数增多，大便性状改变为特点，是小儿时期的常见病。其发病与小儿消化系统发育不够成熟；胃酸和消化酶分泌不足，消化酶活性低，对食物质和量的较大变化耐受力差；机体防御能力较差及感染等相关。人工喂养由于不能从母乳中获得一些有益的抗体、蛋白质和免疫细胞，加上食物和食具易被污染，故易引起"拉肚子"。发病年龄以 2 岁以下为主，一年四季均可发病，但夏秋季发病率最高。家长如给予及时的治疗和护理，患儿会很快治愈的。

（唐淑华）

61. 给宝宝服用含有益生菌的药物时需要注意些什么?

宝宝出现腹泻、腹胀等症状时医生常建议服用妈咪爱、金双歧等含有益生菌的药物。给宝宝服用这类药物时家长要注意以下几点:

(1) 需用温水送服,避免过高的水温将益生菌杀死。

(2) 避免与抗生素类药物同服,影响效果。如果需要抗生素与益生菌药物联用,建议间隔 2 小时服用。

(3) 最好在饭后服用益生菌药物,以利于益生菌在肠道内吸收,发挥最好的效果。

(4) 未服用的药物要放在冰箱内冷藏保存。

(姚　洁)

62. 小儿胃镜检查前要做哪些准备?

小儿胃镜检查同成人一样首先检查前需完善生化、肝功能等相关检查。检查当日视年龄大小,患者至少要空腹 4 ~ 6 小时以上。如当日上午检查,前一日晚餐后要禁食水,检查当日晨禁食;如当日下午检查,早餐可吃清淡半流质食物,中午禁食。其次家长要注意适当地安慰沟通减轻患儿的思想负担,胃镜检查只有恶心、呕吐的感觉,不会给孩子造成不良反应。

(李　轶)

63. 小儿胃镜检查后应注意什么？

一般胃镜检查均使用利多卡因胶浆做表面麻醉，检查过程中虽无不良反应但咽部仍会有一定不适感。因此检查后患儿要禁食禁水2小时，之后试饮温凉水少许，无呛咳、呕吐等不良反应后，方可进食。但要注意检查当日避免进食生、冷、硬及辛辣食物。

（李　轶）

64. 为什么孩子总说肚子痛去医院又查不出器质性病变？

孩子腹痛的原因很多，如果在排除器质性病变可能的情况下要关注：

（1）孩子是否处于生长的特殊时期。

（2）生活环境是否突然改变。

（3）腹痛发生的规律，有无特定时间或特定事件引起孩子主观提出腹痛。

一般来讲儿童处于生长发育期神经系统发育不完善，有些腹痛可能与自主神经调节有关，这是正常的，家长要注意培养孩子正常饮食习惯，定时进食，注意营养搭配，避免食用小食品，不要暴饮暴食，同时养成定时排便的习惯，以减少这种神经性腹痛的发生。另外有些孩子看到自己不愿吃的食物或父母要求自己又不愿做的事就出现腹痛，这就需要家长多关注孩子，多与孩子沟通，提高彼此的信任度，正确判断腹痛是否存在，避免孩子精神过度紧张和精神创伤。

（李　轶）

65. 如何正确口服"ORS"液？

口服补液盐（英文缩写为 ORS），一般适用于小儿腹泻引起的轻、中度脱水。宜用 500 毫升温开水冲服，用滚开的水冲会起化学变化而影响补液效果，多次少量给小儿服用，能喝多少喝多少。不要往 ORS 液中加糖，也不要把 ORS 液加入奶、果汁或其他液体中。使用时不能分次冲服，需现用现配，不能在 ORS 液变凉后用热水冲兑加温或是放在火上加热，以免影响 ORS 液浓度。每配好一瓶后如果 24 小时内没有用完就应该废弃。

口服补液不适于呕吐剧烈、腹胀或重度脱水（出现昏睡，昏迷，眼窝和前囟极其凹陷，无泪无尿等症状）的小儿。如果孩子出现上述症状，或伴有高热、不能正常进食、大便带血等任一症状，应及时到医院就诊。此外新生儿因肾功能发育还不成熟，选用口服补液盐时应慎重。

（梁一群）

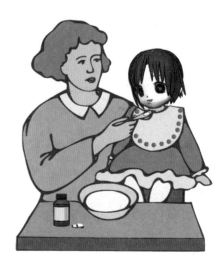

66. 排绿色大便需要上医院吗？如何护理？

一般母乳喂养儿的大便偏酸性，正常大便略呈绿色，有时会混杂一些白色颗粒。有些家长认为孩子排绿色的大便是受了某种惊吓，这是错误的。

大便呈绿色可能的原因：

（1）小儿在着凉、消化不良的情况下可能会出现溢奶、排绿色大便的现象。

（2）母乳喂养在孩子没吃饱的时候，因为饿而导致肠胃蠕动过快，大便就绿、稀。

（3）吃含有铁质奶粉，有些宝宝不能完全吸收奶粉中的铁质，大便则呈黄绿色，而且大便中的白色颗粒较大，容易有臭味。

（4）还有的宝宝初加菜泥时，大便中常排出少量的绿色菜泥，有的父母往往以为是消化不良，停止添加菜泥，实际上这种现象是健康婴儿更换食物时常有的事。

如孩子只是排绿色便，次数和性质正常，孩子体重增加、生长发育正常，一般不需特殊护理，但要注意观察孩子的精神状态和大便情况，如大便次数增加影响其生长发育，并伴有高热及脱水症状时请及时就医，在专业医生指导下积极地治疗。

（梁一群）

67. 如何判断小儿是否有消化道异物？如果有怎么办？

小儿消化道异物一般存在两种情况：一是异物卡在食道，这时婴幼儿往往表现烦躁不安、哽噎、疼痛、吞咽困难、哭闹，较大异物可有压迫气管出现咳嗽甚至窒息，家长应根据情况判断是否有吞食异物的可能，并立即到医院就诊，年长儿则可以清楚表达是否食异物；二是如果异物已达胃内，一般没有明显的表象，需到医院通过辅助检查确诊。

如果异物在食道就应立即就诊取出，目前经小儿胃镜下异物取出，痛苦小，成功率较高。如果在胃内，大多数诸如棋子、硬币、纽扣等异物，都能随胃肠道的蠕动与粪便一起排出体外。为防止异物滞留于消化道，可多给吞入异物的小儿吃些富含维生素的食物，如韭菜、芹菜等，以促进消化道的生理性蠕动，加速异物的排出。多数异物在胃肠道里停留的时间不超过两三天，也有少数经三四周才排出。每次小儿排便时，家长都应仔细检查，直至确认异物已经排出为止。对异物滞留在胃内长期未排出的小儿应去医院就诊。在此期间，患儿一旦出现呕血、腹痛、发烧或排黑色稀便，也应及时就诊。

（李　轶）

68. 小儿总是便秘如何护理？

小儿便秘可分为习惯性和器质性便秘。习惯性便秘又称功能性便秘，主要是由于饮食不合理或缺乏良好的排便习惯。平时应多让孩子吃含纤维较多的蔬菜、水果和杂粮，增加肠蠕动。另外，要培养孩子良好的排便习惯，养成固定的排便时间。孩子排便时思想不集中，看书报、贪玩等均可增加排便困难。也有的孩子排便时肛门出血疼痛，因怕痛而不愿排便，这种情况下可以使用肥皂头、开塞露或石蜡油润滑，帮助排便。如是器质性便秘，必须重视原发病的治疗，否则便秘不会得到解决。

（梁一群）

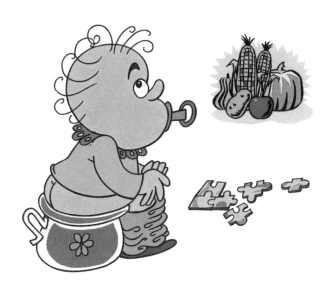

·心血管系统常见疾病知识与护理常识·

69. 什么是川崎病？得了川崎病如何护理？

川崎病又称皮肤黏膜淋巴结综合征，是一种以全身血管炎为主要病理的急性发热性出疹性小儿疾病，1967 年日本川崎富作医生首次报道。由于本病可发生严重心血管病变，引起人们重视，近年发病增多。

护理时首先让孩子在安静的环境下卧床休息。其次要多饮水，特别是发热的孩子，高热可予头枕冰袋或温水擦拭腋窝、肘窝等物理方法降温，持续不退可口服退热药，但忌用激素退热；发热汗多时勤换衣裤，衣裤以纯棉柔软质地为好，避免摩擦刺激皮肤；饮食以富含维生素 C 的流质、半流质食物为主，如稀粥、面条等；可吃橙子、苹果等水果，不宜吃干饭，忌食辛辣和油炸坚硬食物；注意口腔卫生，饭后漱口；热退后手指、足趾部出现脱皮不要让孩子用手撕剥，让其自行脱落。发病的 1 ~ 2 周均要卧床休息，3 ~ 4 周也要减少活动量，以床上活动为主，如发现有动脉瘤的小儿则以后也要避免剧烈运动，以防动脉瘤的破裂。

（李　轶）

70. 孩子得了川崎病为什么要口服阿司匹林？服药时需注意什么？

川崎病目前重要的治疗方法是静脉注射免疫球蛋白与口服阿司匹林。急性期给予高剂量阿司匹林和静脉注射免疫球蛋白，以控制炎症，预防或减轻冠状动脉病变发生。恢复期改为低剂量的阿司匹林来抑制血小板凝固。病患若无冠状动脉异常，持续以低剂量阿司匹林治疗 6 ~ 8 周即可停药。若有冠状动脉病变者则需长期服用阿司匹林，直到冠状动脉恢复正常为止。

患儿需按医嘱服用阿司匹林，由于药物对消化道有刺激，宜在饭后服用，不可嚼碎服用。家长要在患儿服药期间注意观察是否有出血倾向，如大便颜色、有无鼻衄及牙龈出血。

（梁一群）

71. 孩子得了心肌炎是不是就不能上体育课？

心肌炎急性期注意绝对卧床休息，体温稳定 3 ~ 4 周后，适当增加活动，但在恢复期（半年内）仍需注意限制活动量。应注意为患儿建立一个愉悦舒适的休息环境，按时作息。避免参加剧烈的体育活动，如快速跑、长跑、跳绳、跳远等。增加活动量以不出现心慌、胸闷为宜。同时保证足够的休息与睡眠，避免感冒等。此外，要注意合理饮食，多食新鲜蔬菜、水果，达到膳食均衡。

（梁一群）

72. 我的孩子刚出生，就确诊为先天性心脏病，喂养困难，怎么办？

患有先天性心脏病的孩子吸吮能力一般较差，容易喘，并易出现呕吐或呛咳。喂养时尽可能采取母乳喂养，增加孩子的免疫力，并采取少量多餐的方式，按需要哺乳。喂奶时最好抱着喂，发绀型先心病孩子最好采取膝胸体位（膝盖靠近胸口），有助于增加吸吮力，促进消化，孩子不易疲倦。随时注意孩子的情况，如出现发绀，呼吸过快时，应立即停止喂奶。喂奶后，应拍背排气，予右侧卧位，抬高床头并观察有无溢奶。

（郑丽红）

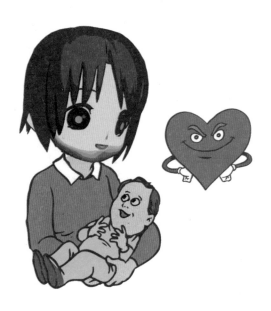

73. 我的孩子手术后吃地高辛时都需要注意什么?

大部分先心病患儿术后需根据医嘱服用地高辛,主要作用是为加强心肌收缩力,减慢心率。口服地高辛时需要严格遵医嘱服用,注意定时间,定药量服药,不可随意停药或增减药量;每次服药前测量脉搏1分钟,根据孩子不同年龄段的心率要求,心率慢需停服1次,至下顿服药,如心率仍慢,请及时联系医生,根据孩子的具体情况,决定是否继续服用地高辛;服药时,使用专用精确刻度空针直接喂入孩子口中;服用地高辛时,不可与食物、其他药物同时服用。尤其注意不可与钙剂同时服用,必要时应与地高辛间隔4 ~ 6小时;药物应储存在阴凉处,并置于孩子不可触及的地方,避免孩子误服。

(郑丽红)

74. 我给孩子吃地高辛时如果错过或忘记吃药的时间怎么办?

每日服药1次时,如果您当天发现忘记服药,应立即补服,不需要改变下次服药时间;每日服药两次时,如果距离下次服药时间只有3 ~ 4个小时,请直接服用下一顿;如果您的孩子在服药半小时内呕吐,请间隔15分钟再服药1次;如果呕吐距离服药时间超过半小时者,无须另外加服,以免服用剂量过大。

(郑丽红)

75. 先天性心脏病的孩子经常感冒，要如何预防？

患有先天性心脏病的孩子体质差，抵抗力比一般孩子弱，家长要给予更细心的呵护。尽量避免出入公共场合，平时应避免与感冒、咳嗽的人接触，需要时可戴口罩，口罩必须保持清洁干燥，勤于更换。随时注意孩子的保暖，特别是在季节变化时应根据环境温度及时增减衣服（较成人多一件夹衣即可）。先心病的孩子易出汗，为避免经常更衣着凉引起感冒，可用小方巾垫于前胸和后背，一旦汗湿更换小方巾即可。夏天应避免风扇、空调直接吹向患儿，冬季室内干燥时可放置加湿器，保持环境温湿度适宜，保持家里环境清洁，经常开窗通风。注意营养搭配，保证营养需求，以增强体质。安排好孩子的作息时间，保证睡眠和休息，根据病情安排适当的活动量，病情严重时要绝对卧床休息。有感染性疾病时，应尽早治疗。

（郑丽红）

76. 先天性心脏病术后的孩子在饮食上需要注意什么？

饮食以高蛋白、高热量、易消化的均衡饮食为主，切忌暴饮暴食。尽量避免摄取过多的盐分，尤其是有心衰症状的孩子，饮食严格限盐，不要吃放碱的馒头和苏打饼干。如病情需要应用利尿剂、洋地黄制剂时，也要限制水的摄入，避免出现水肿，导致心功能不全。多服用含钾量较高的食物，如菠菜、苦瓜、木瓜、香蕉等，预防低钾血症。如无医生指导，不需要单独服用钾剂。家长应学会记录出入量，维持每天出入量的均衡。饮食要新鲜，以防腹泻加重病情。小儿要控制零食、饮料，不要食用不清洁、过期或含色素及添加剂较多的零食。

（梁晓丽）

77. 我的孩子做完先天性心脏病手术后，回家应该注意观察哪些方面？

（1）不要抓挠刀口：要保持刀口局部干燥，避免摩擦、抓挠等，如果恢复顺利，10 天左右就可以拆线。拆线后伤口上有干痂，不要用力剥除，也不要用水浸泡，待其自然脱落，痂下皮肤就能愈合。刀口局部及周围可能有疼痛、不适，甚至同侧肩关节活动不方便，这些都是正常术后反应，随着时间增长会逐渐恢复。3 周后可以洗澡，但不能长时间浸泡，避免用力揉搓伤口，洗完澡后立即擦干伤口处。

（2）避免感冒：术后头两周，孩子在接触外人时应戴上口罩。孩子爱活动，平时易多汗，家长应给孩子勤换内衣，出汗的内衣贴在身上时间过长就会感冒。出院头两周，家长应密切观察孩子的体温及症状，每天测一次体温，如体温超过 38℃，不可随意给孩子服退烧药，应立即去医院就诊，在医生指导下进行治疗。

（3）术后定期复查：出院 1 ~ 3 个月后遵医嘱根据病情按时到医院复诊，一年后要全面复查，以让医生了解心功能恢复情况。

（4）严格控制身体体重：术后 1 ~ 3 个月内，家长要注意观察孩子的身体状况，遵医嘱口服药物，注意经口入量与尿量要平衡，体重不可增加过快，如有不适，及时到医院就诊。

（梁晓丽）

78. 患有先天性心脏病的孩子能打预防针吗？

如果您的孩子接受了心脏手术，那么至少3周内不得接种大多数疫苗，因为此时您的孩子正处于心功能恢复期，接种疫苗后可能加重原有病情或使副反应加重；您的孩子住院期间输过血制品，为了安全起见，建议6个月后接种比较好，尤其是水痘疫苗；正在接受免疫抑制剂治疗的孩子，应尽量推迟常规的预防接种；每年秋季或冬季是流感的高发季节，可预防性地接种流感疫苗；接种疫苗前若出现发热、腹泻、咳嗽等情况，应告知医生，是否需要暂缓接种，以免加重孩子原有的病情。

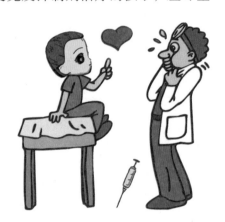

（郑丽红）

79. 先天性心脏病经胸微创封堵术有哪些优点？

经胸微创封堵术是近些年来兴起的一项高新技术，由于该技术融合了传统开胸修补术和经皮介入封堵术各自的优点，适合患者的年龄更小。在先心病治疗中日益显示出优势。经胸微创封堵术适用于典型动脉导管未闭、房间隔缺损及室间隔缺损患者。患者在全麻超声引导下手术治疗，创伤小，无需体外循环、无射线伤害，也无须输血，手术安全性更高。术后患儿恢复快，一般只需3～5天，治疗时间短，节约医疗资源，减轻家长的经济负担。

（梁晓丽）

·神经精神系统常见疾病知识与护理常识·

80. 孩子得了面神经炎日常生活中应该注意什么？

孩子得了面神经炎应尽量多休息，急性期减少外出，外出时需戴口罩，避免面部受凉，注意防寒、保暖。不要吃辛辣刺激性食物，注意合理饮食，加强营养，以增强抵抗力。神经功能开始恢复时，让孩子进食时将食物放在患侧颊部，细嚼慢咽，以促进患侧肌肉群被动锻炼。

（于　毅）

81. 患面神经炎孩子如何做面部护理及训练？

孩子洗脸时应用温水，每日热敷患侧面颊 3 ～ 4 次，每次 15 ～ 20 分钟，用手掌贴于患侧面部做环形按摩，用力应轻柔、适度、持续。让孩子鼓腮，漏气时用手上下扶住口轮匝肌进行训练。

因孩子患侧眼睑不能闭合或闭合不全，导致角膜长期外露，易引发感染，损害角膜，平时需要减少光源刺激，尽量避免用眼过度，少看电视及电脑。给孩子进行眼轮匝肌的按摩，按摩时让孩子闭眼，再用中指指腹沿上下眼睑或眶下缘间的凹陷处开始按摩，按摩从上下眼睑由内向外，再从外向内轻轻推拉，有助于眼睑功能恢复，完成闭眼运动。

（于　毅）

82. 如何预防面神经炎？

孩子在日常生活中要加强锻炼，提高身体素质，避免过度劳累，减轻学习压力。患感冒、牙痛或者中耳炎等疾病时要及时系统治疗。面神经炎预后取决于病情的严重程度及处理是否及时准确。约 75% 的患儿在病后 2～3 个月内可完全恢复。若肌电图检测面神经提示轴索变性反应，病情可能迁延 6 个月之久不能完全恢复。一般说病程超过 6 个月尚未恢复者，日后难以恢复。

（于　毅）

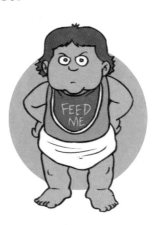

83. 什么是癫痫？是否会危及生命？

癫痫是一种脑部疾病，其特点是持续存在能产生癫痫发作的脑部持久性改变，并出现相应的神经生物学、认知、心理学以及社会学等方面的后果。一些病史较长的患者常出现行为怪异，表现为少言寡语、性格孤僻、易冲动暴怒、多疑等。一些癫痫患者发作有时很突然，易造成意外伤害，个别癫痫患者可出现癫痫持续状态，危及生命。

（于　毅）

84. 孩子突然出现惊厥，家长应该怎么办？

孩子突然出现惊厥时，应立即将其平卧，头偏向一侧，解开衣领，使口腔分泌物易于流出，以免引起窒息；注意防舌被咬伤，可用干净的软布包住匙柄放入孩子上、下牙齿之间；不要将孩子抱起、高声呼叫及用力摇晃，要保持环境安静，减少对孩子的刺激，可用拇指按压人中、合谷等穴位；惊厥停止后，如有高热，应给予物理或药物降温。紧急处理后迅速送孩子到医院就诊，并向医生报告惊厥发生的时间、抽搐频次、持续时间、抽搐表现，如四肢状态、两眼有否凝视或斜视、大小便有无失禁、发作时意识是否丧失以及惊厥缓解后孩子有无嗜睡现象等，以便医生做出准确诊断和及时处理。

（于　毅）

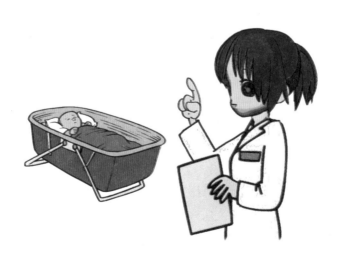

85. 孩子做完腰穿要注意什么？

腰穿术后孩子通常需要去枕平卧 4 ~ 6 小时，尽量不要进食，以免呛咳，如坐起头晕，仍需卧床数小时，严重颅内压增高者卧床 1 ~ 2 天。穿刺术后应按压穿刺部位 2 ~ 5 分钟，防止穿刺部位渗出，对有渗出倾向的孩子可延长按压时间，直至无渗出止。注意保持穿刺部位清洁、干燥，防止敷料脱落，发现有渗出，应及时更换无菌纱布。

（于　毅）

86. 癫痫患儿的发作能得到控制吗？

大多数癫痫患者的长期预后与发病初期是否得到正规抗癫痫治疗有关。得到早期治疗者的发作控制率较高，停药后复发率也较低。经合理的药物治疗，60% ~ 80% 的患儿癫痫发作可以完全控制，药物治疗不满意的患者，经外科手术等治疗，会使相当一部分患儿的癫痫得到控制。

（于　毅）

87. 癫痫药物治疗期间家长应该注意些什么？

家长要督促孩子按时、按量服药，切记不可随便更换药物种类、剂量或擅自停药，药物的调整应在医生指导下进行。癫痫患儿需长时期用药治疗，有家长怕长期用药对患儿产生损害，一见病情缓解，就自行停药，结果导致病情反复、加重，反而对患儿产生不良影响。

（于　毅）

88. 家长如何观察孩子服用抗癫痫药物期间的病情变化？

仔细观察孩子癫痫发作情况，如发作的频率、发作的诱因、抽搐的部位、持续的时间、发作时意识是否丧失等，比较药物治疗前后的变化，判断药物是否有效，上述信息对医生用药的选择至关重要。

（于　毅）

89. 为什么孩子服用癫痫药物需要定期复查？

孩子用药期间，需定期到医院复查，一方面监测药物的毒副作用，进行血常规、肝、肾功能等检查。另一方面，复查血液中药物浓度（采血当天清晨不要服药，随身携带药物待抽血后及时补服）。医生根据孩子的临床表现、化验检查结果等对药物剂量进行调整。

（于　毅）

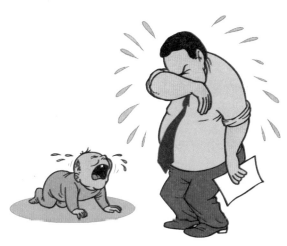

90. 如何照顾癫痫的孩子?

合理正确地安排患儿的生活、学习,保证充分的休息,饮食不过量,饮水勿过多,避免睡眠不足及情绪波动。学龄儿童只要发作不频繁,可以参加学校的各种活动,发作频繁者,则不宜参加学校生活。有的家长怕孩子上学用脑会促使癫痫发作,就让孩子休学,反而让孩子产生自卑感。不要过分溺爱患儿,否则会妨碍患儿人格、心理的健康发展。患儿在癫痫尚未控制时不宜单独外出,以防止交通意外。禁止单独游泳、攀高、骑车等危险行为,以免出现溺水、摔伤、骨折和其他意外。

(于 毅)

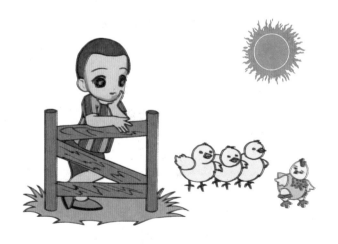

·内分泌系统常见疾病知识与护理常识·

91. 儿童糖尿病的临床表现是什么？

儿童时期糖尿病是指在 15 岁以前发生的糖尿病。儿童时期最常见的糖尿病是由于自身免疫机制引起的胰岛素分泌缺乏即 1 型糖尿病，可见于任何年龄组，典型症状为多饮、多尿、多食和体重减轻，即"三多一少"。多数病人起病较急，常因感染、饮食不当、情绪激惹等诱发。年幼者常以遗尿、消瘦引起家长注意。小婴儿症状隐蔽，可仅表现为食欲减退、易激惹、反应迟钝等。

（王森熳）

92. 糖尿病酮症酸中毒表现是什么？

酮症酸中毒是儿童糖尿病最常见的急性并发症，可能是糖尿病的首发症状，也可能由治疗不当、病情恶化、感染、突然停药及饭量不当而诱发。糖尿病酮症酸中毒可表现为精神萎靡、呕吐、腹痛、腹泻、嗜睡、反应迟钝，重者昏迷。查体常可见脱水容貌，面颊潮红，口唇樱红色，呼吸深而大、呼出气体有"烂苹果"味，面色灰，四肢末梢发凉和血压下降。

（王森熳）

93. 小儿注射胰岛素位置应该注意什么？

儿童期糖尿病多属于1型糖尿病，即胰岛素依赖型糖尿病，需长期注射胰岛素治疗。家长在为患糖尿病的孩子注射胰岛素时，注射部位可选择上臂外侧、臀部、腹壁及股前部，为避免局部皮下脂肪萎缩硬化，每次注射需更换注射部位，注射器应尽量选择同一型号，保证剂量的绝对准确。

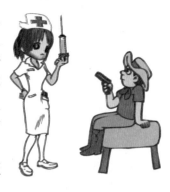

（王森嫚）

94. 得了糖尿病的孩子能吃水果吗？饮食上应注意什么？

当血糖尚未控制好时暂不要吃水果。当血糖控制达标后再试着吃水果，即在两顿饭之间血糖最低时吃水果，于餐后半小时到1小时、2小时测测血糖，吃什么水果，吃多少量，以血糖不高为标准。

易于使血糖迅速升高的食物不宜多吃：白糖、红糖、冰糖、葡萄糖、麦芽糖、蜂蜜、巧克力、奶糖、水果糖、蜜饯、水果罐头、汽水、果汁、甜饮料、果酱、冰淇淋、甜饼干、蛋糕、甜面包及糖制糕点等。

儿童糖尿病的血糖值就好像坐滑梯一样容易受生活习惯的影响忽高忽低。贪吃、偏食，血糖值容易升高；缺乏自制力、运动过度则容易出现低血糖反应。家长应在营养师的指导下，制定平衡膳食计划，坚持实行。

（王森嫚）

95. 糖尿病患儿在校期间需要注意什么？

要学会低血糖的早期识别与急救方法，并随身携带一些糖果或零食。当患儿出现饥饿感、虚弱、出汗、心慌等症状时，提示出现低血糖反应，应马上补充含糖食品或饮料。另外，由于糖尿病病人小便频多，再加上运动出汗失水，所以，患儿上学时还要把水备足，以便及时补充水分。糖尿病饮食主张少量多餐，因此，根据需要患儿可在上午或下午课间少量加餐。另外，如果患儿中午在学校就餐，一定要注意定时定量，切不可暴饮暴食。

（王森熳）

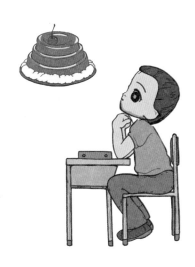

96. 糖尿病患儿在学校可以参加活动吗？如何运动？

适当运动可以促进血液循环，减轻体重，缓解轻、中度高血压，提高胰岛素的敏感性，改善血脂和心肺功能，促进新陈代谢，对儿童糖尿病的疾病治疗和生长发育更能起到积极的辅助作用。孩子可选择强度低一些的有氧运动，如慢跑、爬楼梯、游泳、跳舞、骑车等有氧运动。注意避免做剧烈的无氧运动，此外，一定要注意足部保护，防止因皮肤破损、感染而导致糖尿病足。

孩子可每天运动锻炼两次，运动要有规律，强度由低到中，循序渐进。运动以餐后 1 ~ 3 个小时为宜，从 10 分钟逐渐延长到 30 分钟左右。为防止意外，孩子外出运动时应佩戴胸卡，写清病情及家长联络方式。运动时可随身携带软饮料、葡萄干等容易吸收的碳水化合物，以备食用，防止发生低血糖。

（王森熳）

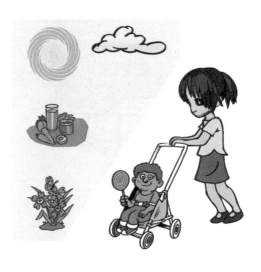

· 血液系统常见疾病知识与护理常识·

97. 孩子得了白血病后，在饮食上需要注意哪些细节？

（1）吃饭前彻底清洗双手及碗筷，条件允许的情况下可对碗筷进行消毒。

（2）最好食用当天新鲜的食物，隔夜饭菜需要进行彻底加热方可食用，冷藏的食物可在室温中放置一段时间再食用，不吃街边小吃、过期食品、已经腐败变质的食物。

（3）蔬菜水果食用前用专用的蔬果清洗剂浸泡半小时至一小时。水果去皮。

（王晓琳）

98. 骨穿对身体有害吗？

骨穿对身体是无害的。人体正常骨髓总量平均为26.00克，骨穿抽取的骨髓是极少量的，一般为0.12克（约0.1毫升），更何况身体每日还不断有大量骨髓细胞再生，所以骨穿所抽取的骨髓液与人体骨髓总量相比是微不足道的，不会对身体造成伤害。

（王晓琳）

99. 白血病孩子为什么要做骨穿？

骨髓是人体最大、最主要的造血组织。白血病是造血系统的疾病，其特征为血细胞在生长和发育等造血过程中的异常增生，单纯的抽血化验看的只是外周血中血细胞的变化，而外周血中血细胞的变化又容易与其他疾病混淆，所以要诊断有无造血系统的病变必须做骨髓穿刺；此外通过抽取骨髓标本做化验可区分疾病类型以及对治疗的反应，了解是否进入缓解期，以利于采取相应治疗措施。

（王晓琳）

100. 白血病孩子居家护理应该注意些什么？

（1）出院后家长尽量放松心态，减少因疾病带给孩子的过度心理压力。在孩子面前不可表现出太大的悲伤情绪，也不可让孩子觉得自己和别的孩子有很大的区别，尽量让孩子和同龄孩子一起生活。

（2）家中保持整洁，室内暂时不要放鲜花，垃圾桶要加盖，垃圾存放的时间不宜超过 2 小时。

（3）尽量少去公共场所，抵抗力低的时候不要去公共场所，在人多的环境中必须戴口罩，要勤换口罩。

（4）避免接触正在感冒、咳嗽等生病人群。

（5）保持良好的卫生习惯。

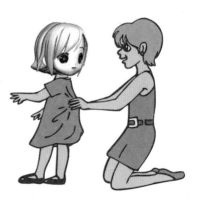

（王晓琳）

101. 白血病孩子鼻出血该怎么处理？

鼻出血是白血病孩子最常见的临床症状之一。日常要保持鼻腔黏膜湿润，不能用手挖鼻孔。在家里如果孩子轻微出血时，无须处理即可自行停止。如出血量较大，不易止住时，需要及时采取措施。家长要稳定孩子的情绪，让孩子将口中的血液尽量吐出，勿咽下以免刺激胃肠黏膜引起恶心、呕吐，孩子最好采取坐位或半卧位，用清洁棉球浸湿，塞入鼻腔。如出血量大不易止住，应立即到医院找五官科医生，往鼻腔内填入明胶海绵或油纱布，保持 24 ~ 48 小时，填好鼻腔后，可外敷冷毛巾。

（王晓琳）

102. 孩子化疗后会有脱发的现象，家长应该注意些什么？

有些化学药物会影响头部及身体的毛囊，所以化疗的孩子在洗头、梳头时会出现脱发现象。对于化学治疗所造成的严重脱发，建议您给孩子使用头巾或围巾覆盖住头部，或在化疗开始时为孩子选择喜欢的假发，还可以有不同的发色和发型。刚开始脱发时孩子可能不太容易接受，有时会感到生气、忧郁或无奈，家长要帮助孩子把不良的情绪发泄出来，使孩子心里感到舒服。告诉孩子化疗结束后，头发会重新长出来的。

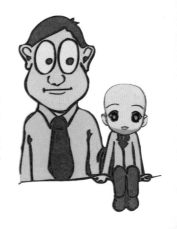

（吴立杰）

103. 白血病孩子口腔、牙龈出血时该怎么处理?

注意口腔的清洁,每日三餐后使用复方氯已定含漱液或碳酸氢钠溶液交替漱口,使用软毛牙刷刷牙,忌用牙签剔牙。牙龈渗血时可用冰盐水漱口,或使用肾上腺素棉球或明胶海绵贴敷止血。及时清除口腔内陈旧出血,加强口腔护理。用石蜡油涂抹口唇,防止口唇干裂。

（吴立杰）

104. 孩子在化疗期间出现恶心、呕吐该怎么办?

（1）一次吃少量的食物,才不会有胃部饱胀的感觉。

（2）进食时,应尽量避免进食过多的液体食物。

（3）避免吃甜食、油炸、高脂肪的食物。

（4）不要吃太热或太冷的食物。

（5）细嚼慢咽及放松心情可使胃的紧张度减至最小。

（6）吃一些干的食物,如烤面包、干饭、饼干。

（7）治疗前避免一次进食过多的东西。

（8）避免孩子接触到令其恶心的气味,如油烟味、餐盘味道、香烟味。

（吴立杰）

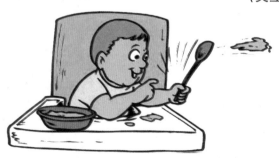

105. 肿瘤疾病的孩子会经历哪些疼痛？

（1）肿瘤侵犯身体时，会引起疼痛。最常表现为骨痛，也可在肿瘤生长的位置引起腹痛、胸痛、头痛等。

（2）孩子接受各种治疗时，会引起疼痛，常见的有：手术治疗时，引起伤口疼痛；使用抗肿瘤药物治疗时，会出现口腔内的溃疡痛、肛门周围的脓肿痛；药物刺激胃肠道，会出现胃痛；一些激素类药物引起缺钙性骨痛；一些有创伤的操作，比如骨髓穿刺检查、腰椎穿刺检查、打针、抽血、放置引流管等，都会引起疼痛。

（3）肿瘤疾病也会合并其他一些疾病，如发生阑尾炎时可有腹痛，便秘也会引起腹痛，休息不好和精神紧张会有头痛的感觉，蛀牙或牙龈炎可引起牙痛等。

总之，孩子在疾病的不同阶段，会出现各种不同的疼痛；请家长仔细观察，和孩子多交流，了解孩子的疼痛部位、持续时间和特点，帮助孩子共同面对。

（吴立杰）

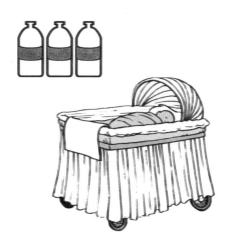

106. 化疗时，医生会开低脂饮食医嘱，这时孩子是不是一点油腻的东西都不能吃？

白血病孩子在应用门冬酰胺酶化疗时会影响胰腺功能，因此应该减少油脂摄入，采用低脂饮食。

（1）低脂饮食不是无脂饮食，而是减少脂肪的摄入量，适当的脂肪摄入有助于其他营养素的吸收。

（2）烹调采用蒸、煮、炖的方法，减少用油量。不要食用油炸食物。

（3）荤菜选用瘦猪肉、牛肉、鸡胸肉、鸭胸肉，可去皮后再烹调。

（4）食用鸡蛋或鸭蛋时，只食用蛋白部分，去掉蛋黄部分。

（5）不要食用蛋糕、芝麻酱、花生、油条、巧克力、肥肉等油脂含量高的食物。

（6）饮用低脂牛奶或低脂酸奶，不饮用全脂牛奶。

（7）蔬菜不含脂肪，可多食用。

（吴立杰）

107. 白血病孩子治疗后复发了，还能获得再次缓解吗？

复发的白血病如果能早期发现，及时治疗，再次获得完全缓解的可能性还是很大的。复发的白血病与初发的白血病的治疗有所不同，主要原因是复发白血病孩子大多数对化疗药物产生了不同程度的耐药性。以前的常规化疗剂量显得相对不足，强度不够。要想再度获得完全缓解，医生会根据孩子的病情对化疗方案进行适当地调整，加大剂量，增加强度，从而获得再次缓解。

（吴立杰）

·泌尿内科常见疾病知识与护理常识·

108. 如何正确留取尿液标本？

（1）常规尿标本：一般都以留取晨尿标本为主。留取标本时最好留取中段尿，避免混入粪便。留取中段尿的方法是：在排尿时，先排出前一小段但不要排尽，留取中间的一段尿液作为标本，然后排出最后一段尿液。收集好的尿液标本要在一小时内送达，否则尿液失去新鲜度，将会影响检查准确度。

（2）尿培养：要留取晨尿或应用抗生素之前的中段尿。首先要做好清洗，男孩儿要清洗尿道口，如有包皮，应尽量将包皮撸开，露出尿道口；女孩儿要清洗阴部，彻底清除分泌物。其次，按照无菌要求用红汞消毒尿道口。收集好的标本及时送检。

（金香玉）

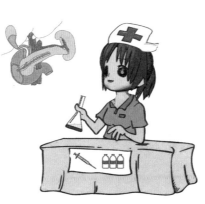

109. 如何判断孩子是否得了泌尿系感染？如何预防？

首先要判断孩子是否有排尿疼痛，对于婴儿要观察孩子在排尿时是否哭闹或持续地烦躁。其次要观察孩子是否有尿频，尿色是否有浑浊或血尿。但最明确的方法就是留取尿培养。

预防：首先，要保证孩子每天摄入足够的液体。充足的液体有助于预防便秘，而便秘会增加尿路感染的机会；另外，充足液体也会增加排尿次数，而排尿可以冲洗尿道，有助于预防尿路感染；其次，要认真做好清洁，女孩要用清水清洗阴道区域。给宝宝更换尿布时，要从前往后（从外阴到肛门的方向）擦干净，减少外阴处的病菌，从而达到预防尿路感染的目的。男孩要及早发现包茎和尿路畸形，如有应尽早就诊，及时治疗。

（金香玉）

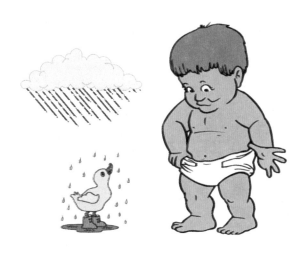

110. 过敏性紫癜小儿饮食需要注意什么？皮疹反复出现应如何护理？

过敏性紫癜小儿饮食宜清淡，主食以大米、面食、玉米面为主。多吃瓜果蔬菜，注意营养和饮食卫生。鸡蛋、牛奶、鱼、虾、蟹及其他海产品等应绝对禁忌。

如果皮疹反复出现我们要观察皮疹形态、数量、部位，并及时就医查找反复出现皮疹的原因。皮疹有痒感，应保持皮肤清洁，防擦伤、抓伤，穿着柔软、透气性良好、宽松的棉质内衣，并经常换洗，保持床铺清洁、干燥。

（金香玉）

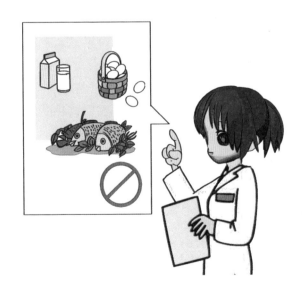

111. 肾病综合征小儿口服激素类药物应该注意什么？

肾病综合征的症状复杂，有水肿、蛋白尿、低蛋白血症、高胆固醇血症。而激素类药物能抑制炎症反应、免疫反应、醛固酮和抗利尿激素分泌，影响肾小球基底膜通透性等综合作用发挥利尿、消除蛋白的作用。因此，此病可采用激素疗法。

孩子如短期应用并无太大影响，如长期应用时要给予补钾，以防止血钾过低；适当补充钙剂和维生素 D，避免出现骨质疏松。季节变换时要注意预防感冒，避免交叉感染，同时要遵医嘱用药，不得擅自减量或加量。

（金香玉）

112. 为什么补钙对于患肾病综合征的孩子来说非常重要？

肾病综合征的孩子，有大量的蛋白尿排出。在丢失大量蛋白尿的同时，血液中与白蛋白相结合的钙也会随蛋白尿一并排出体外。而此时正是孩子处于生长发育阶段，机体对钙的需求量会相对增多，因此，蛋白尿增多也会使钙的流失增多，易致孩子体内缺钙。所以，如果不注意给孩子及时补钙，或者摄取含钙的食物不足，会致血钙偏低，诱发低钙惊厥，手足抽搐。

此外，对于长期服用激素的孩子来说更应该补钙，因为激素有对抗人体肠壁吸收维生素 D 和钙的作用，所以孩子体内钙缺乏会加重，从而导致孩子骨质疏松，活动易发骨折。因此，补钙对于患肾病的孩子来说非常重要。

（李　轶）

113. 如何加强肾病综合征患儿的皮肤护理?

肾病综合征的小儿都会出现不同程度的水肿,而水肿会使皮肤张力增加,再加上血液循环不足,容易擦破而导致继发感染或发生压疮。因此要特别注意皮肤清洁,避免皮肤受压过久。孩子的衣服宜柔软、宽松,内衣为全棉织品,勤洗勤换,床铺要清洁干燥。定期给孩子修剪指甲,避免因孩子抓伤造成感染。同时要鼓励孩子经常更换体位,避免出现压疮。

(金香玉)

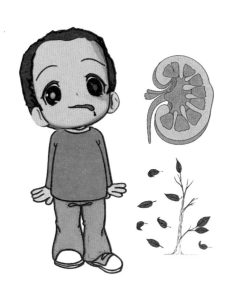

114. 环磷酰胺冲击疗法治疗肾病综合征时为什么要多饮水?

肾病综合征小儿在使用环磷酰胺后有时会出现尿频尿急尿痛,还可出现血尿,高浓度使用时,易造成出血性膀胱炎,所以在静点环磷酰胺时要增加液体量,并增加饮水量,以使药物浓度稀释,有利于排出体外。

(李　轶)

115. 肾病综合征小儿的饮食要注意什么?

肾病综合征的小儿最突出的表现就是全身水肿,尿液中有大量的蛋白质,由于长期蛋白质随尿液排出而造成低蛋白血症和高胆固醇血症,所以针对这些症状,选择的饮食要具有高热量、高蛋白、低脂肪、低钠、高钙而富含维生素。蛋白质应按每千克体重 3 ~ 5 克供给,脂肪宜从植物类食品中提取,如菜油。应多吃水果和蔬菜,因为这一类食物中含有果胶纤维素,长期应用有降胆固醇的作用。

(金香玉)

·门诊输液采血护理常识·

116. 孩子静脉采血前注意些什么？

（1）家长和孩子耐心解释、沟通，消除孩子的恐惧、紧张心理。抽血前避免剧烈运动和严重哭闹。

（2）抽血前一天孩子要饮食清淡，不吃过于油腻、高蛋白、高脂肪食物，避免吃过甜、过咸的食物。需要空腹的检查项目应在前一天晚12时以后禁食，以免影响第二天空腹血标本检测的准确性。

（3）抽血时应尽量安抚孩子的情绪，避免因恐惧造成血管的收缩，增加采血的困难。

（李楠楠）

117. 为什么要给您的孩子使用软管针（留置针）？

孩子较为好动，且穿刺输液时很难像成年人一样配合。因此使用头皮钢针非常容易将血管刺穿造成"鼓包"，增加穿刺次数，损伤静脉血管，给孩子带来一定的痛苦。与传统头皮针相比，"软管针"的导管非常柔软，可以在血管中呈漂浮状态，对血管刺激小，可留置多日，减少反复穿刺带来的痛苦，孩子活动时有效避免损伤血管，便于看护。

（王　伟）

118. 小儿在静脉输液过程中家长如何看护？

（1）在头上输液的患儿家长一定要按护士的指导要求，将孩子平躺在怀里，孩子的一只手放在你的腋下，固定另一只手，避免孩子不小心将输液针拔下来，给孩子造成不必要的痛苦。

（2）在手上输液的患儿家长，输液前将小手板准备好，由护士将手固定在小手板上，叮嘱孩子将手放在床或者桌子上，手腕与手掌保持水平位，不要活动或玩玩具，家长也不要举吊瓶到处走动以免针头移动或脱落，引起输液外渗即"鼓包"，另外不要将输液滴管倒置以免产生气体，输入体内而导致空气栓塞。

（3）在输液过程中，不得擅自离开输液观察室，防止一旦发生输液反应等突发事件时周围没有医护人员，错失抢救时机。若输液过程中孩子出现皮疹、发热、输液不畅等现象，应及时告知护士或通知医生，给予相应的处置。

（王　伟）

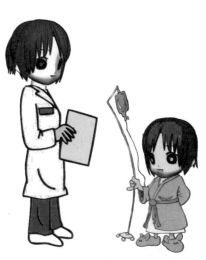

119. 小儿在门诊输液时使用留置针，回家后家长如何护理？

（1）孩子可以适当活动，但不要过度活动，带有留置针的部位避免用力，以免造成回血堵管。

（2）穿刺部位保持清洁干燥，禁止沾水，以免贴膜松脱或穿刺点感染。

（3）带有留置针的部位禁止揉搓、抓挠，防止患儿将肝素帽（留置针末端黄色胶皮帽）或留置针拔掉。

（4）留置针中央的白色小夹子不要随意动，以免影响留置时间。

（5）留置针延长管如有少量回血属于正常现象。在留置过程中若发生局部皮肤过敏、脱管、穿刺部位红肿等异常情况，家长可将留置针拔掉，并用创可贴按压针眼处 5 ～ 10 分钟止血。

（6）如有任何问题请直接到医院处理。

（王　伟）

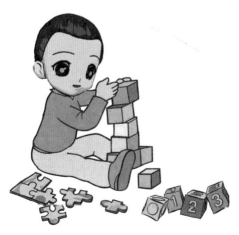

120. 孩子在门诊输液时医生为什么每次只开一天输液药?

许多孩子疾病初期的症状或体征不一定能完全反映出孩子的原发病。如发烧、咳嗽可以是感冒表现,也可以是其他疾病的初期表现,如果医生一次连续开几天输液药,中途不根据孩子的病情变化情况及检查化验结果及时调整药物或治疗方案,部分孩子可能会得不到及时正确的治疗,影响治疗效果甚至使病情加重的孩子错过最佳治疗时机,所以孩子在门诊输液治疗期间必须每天重新就诊,由医生检查后判断是否需要重新调整治疗方案。

(王颖丽)

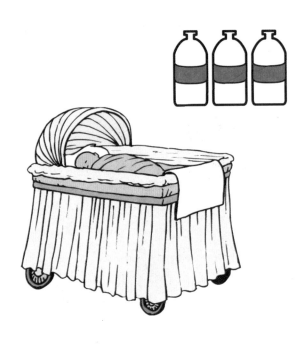

·普外科常见疾病知识与护理常识·

121. 为什么咳嗽、便秘患儿不宜行疝修补手术？

孩子准备做疝修补手术前有咳嗽、便秘症状时暂不宜手术。因咳嗽、便秘都可引起腹内压增高，也易引起术后复发，而且咳嗽会导致麻醉时呼吸抑制、窒息，需要治疗后再行疝修补手术。

（韩　怡）

122. 孩子大腿根有一包块是怎么回事？

若孩子大腿根有一包块，哭闹时明显增大，安静、平卧、睡眠后缩小或完全消失，可能是腹股沟斜疝，是一种先天性疾病，新生儿期即可发病。多因胚胎期睾丸下降过程中腹膜鞘状突未能闭塞所致，简单说，就是腹腔里的一些肠管通过腹腔表面的一些薄弱点突出来了，就像衣服口袋破了里面的东西鼓出来一样。一般不影响孩子正常生长发育和日常活动。但若孩子出现明显腹痛，伴疝块突然增大，则可能发生"嵌顿疝"，意思是鼓出来的肠管被卡住回不去了，如不及时治疗，这些肠管会被压迫，慢慢发生缺血坏死，那样就会给身体带来很大的痛苦。所以一旦"嵌顿"应立即到医院就诊，进行手法复位或尽早手术治疗，把肠管送回腹腔。

（韩　怡）

123. 为什么小儿腹股沟斜疝术后有复发的可能？

小儿腹股沟斜疝术后有一定的复发率，占2%～5%。特别是术后患儿感冒、剧烈咳嗽、经常哭闹、便秘等引起腹内压增高，极易导致腹股沟斜疝复发。因此术后要注意做好小儿的保暖，预防感冒，同时多饮水，多吃蔬菜等粗纤维食物，保持大便通畅。如有便秘，要每天或隔日用开塞露通便。尽量消除腹内压增高的因素。

（韩　怡）

124. 什么是先天性肥厚性幽门狭窄？有哪些临床表现？

先天性肥厚性幽门狭窄是由于幽门环肌增生肥厚，是幽门管腔狭窄而引起的上消化道不完全梗阻性疾病。发病率为1/3 000～1/1 000，占消化道畸形的第3位。多见于足月儿、男性。少数有家族史，为多基因遗传性疾病。

一般在小儿生后2～4周出现呕吐症状，开始为溢乳，逐日加重呈喷射性呕吐。呕吐后饥饿性急吮乳；右上腹有可移动、质硬的肿块；小儿反复、长时间呕吐会造成体重不增或下降，逐渐出现营养不良、脱水等。家长应及早带孩子就诊，纠正营养状态，并进行手术治疗。

（韩　怡）

125. 先天性肥厚性幽门狭窄手术后如何喂养?

术后胃肠减压 6 ~ 12 小时;术后第 1 日少量饮水,每 2 小时 1 次,每次不超过 20 毫升;术后 2 ~ 3 日给予母乳,逐渐恢复哺乳,少量多次,严格控制喂养量。术后出现呕吐大多是饮食增加太快的结果,应减量后再逐渐增加。注意哺乳后给予头高位,利于排出胃内的空气,防止误吸、窒息。

(韩　怡)

126. 孩子胃肠道手术后如何恢复饮食?

胃肠道手术患儿,要根据手术种类与肠道排气、排便的情况来决定手术后的饮食(一般需要遵医嘱恢复饮食)。肠道排气后开始喝少量水,如无不适,可吃流食(米汤、菜汤等),以后逐渐过渡到半流食(面条、米粉等)、软食、普食,每餐不宜过饱,也不宜过早饮用牛奶,因牛奶性寒易致胀气。避免食用易产酸食物,如土豆、地瓜、糖醋食物,过甜的点心;避免食用机械性刺激食物,如炸排骨、蒜薹、韭菜、豆芽;避免食用产气多的食物,如生葱、葱头、豆浆;避免食用冷饮等生冷食物。

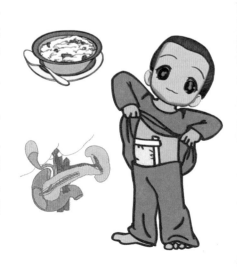

(韩　怡)

127. 孩子得了急性阑尾炎有什么表现？

（1）腹痛：多起于脐周和上腹部，开始疼痛不严重，位置不固定，呈阵发性。数小时后转移并固定在右下腹痛，腹痛呈持续性加重。但也有一部分病例发病开始即出现右下腹痛，部分不典型病例右下腹压痛症状不明显。

（2）胃肠道症状：可有恶心、呕吐、膀胱刺激症状及总想大便的感觉。

（3）全身症状：早期有乏力、头痛。可以有发热等全身中毒症状。

（韩　怡）

128. 小儿急性阑尾炎为什么容易发生穿孔？

小儿阑尾相对长、阑尾壁较成人薄，阑尾腔内堵塞后内压上升，阑尾壁水肿缺血，易于穿孔。此外，小儿不能及时诉说病情、检查时不配合，多在穿孔后症状、体征明显时，才来就诊治疗。

（刘　军）

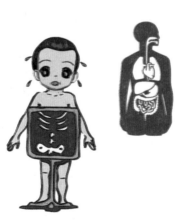

129. 何谓人工肛门？人工肛门的孩子能洗澡吗？

通过手术将病变近端的肠管拖到腹壁外并加以缝合固定，使粪便由该肠管的断端排出，称为人工肛门，也称为造瘘口。在日常生活中，多选用儿童型造瘘袋收集粪便。孩子的手术切口愈合后可以沐浴。佩戴造瘘袋或完全撕除造瘘袋露出造瘘口时均可以进行沐浴。但不可以使用沐浴油，以免影响造瘘袋底盘的粘贴；不宜使用爽身粉，因爽身粉成分有可能刺激肠黏膜，如需使用爽身粉，则要在造瘘袋粘贴好后再使用。

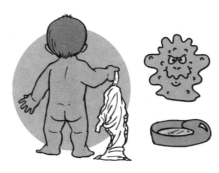

（刘　军）

130. 什么是肠套叠？其发病的原因有哪些？

肠套叠是指一部分肠管及其肠系膜套入相邻的肠腔内造成的一种绞窄性肠梗阻，是婴儿时期常见的急腹症之一。套入的肠管由于受到压迫而产生水肿和瘀血，肠管因此而变窄甚至梗阻，时间长了肠管会发生缺血和坏死，甚至导致肠穿孔、腹膜炎。肠套叠通常发生在 2 岁以下婴幼儿，多为急性发病。原因不太明确，有人认为与婴儿回盲部系膜固定未完善、活动度大有关。婴幼儿添加辅食期、腹泻及其病毒感染等原因导致肠蠕动发生紊乱，从而诱发肠套叠。此外，年长儿发生肠套叠多与肠息肉、肠肿瘤等机械性原因有关。

（刘　军）

131. 肛周脓肿切开引流后，家长如何护理？

肛周脓肿切开引流后，要遵照医嘱按时换药。保持肛周皮肤清洁干燥，使用棉布类尿布，勤换洗，每次便后用温水冲洗肛周皮肤，冲洗干净后使用皮肤康洗液1∶20或高锰酸钾溶液1∶5 000坐浴，每日2～3次，水温要保持在45℃左右，避免水温过热或过凉对患儿皮肤的刺激及伤害。若室内温度适宜，在保证患儿充分保暖的情况下，可暴露臀部皮肤于阳光下10～20分钟，每日2～3次。腹泻的患儿要积极治疗腹泻，合理进行喂养，坚持母乳喂养，母亲的饮食要清淡易消化，避免刺激性食物。

（张　莹）

132. 患有先天性巨结肠的孩子为什么要"洗肠"？

先天性巨结肠是小儿常见的先天性肠道发育畸形，由于肠管丧失蠕动和排便功能，致使小儿长期进行性排便困难。粪便大量淤积在扩张段的结肠内，导致严重腹胀，甚至引起呼吸窘迫。粪便内有害物质被吸收入血，可引起小儿呕吐、高热、休克甚至死亡。"洗肠"是该病一种特殊的治疗方法，也是巨结肠根治手术成功的重要护理措施。"洗肠"可促进肠管蠕动、扩张狭窄段、清除粪便、减轻腹胀、增进食欲、改善全身营养。先天性巨结肠手术前，通过"洗肠"可减轻肠管的炎症刺激和水肿，防止术中粪便污染，减少术后并发症的发生。

（刘　军）

·骨科常见疾病知识与护理常识·

133. 如何预防和及早治疗发育性髋关节脱位？

发育性髋关节脱位是小儿常见的畸形，如不及时治疗或处理不当，年长后可造成患侧髋部和腰部疼痛及跛行，影响正常生活和工作。建议家长不要将新生儿或婴儿的双腿并拢伸直位包裹，以免导致髋关节发育不良，引起或加重髋关节脱位；新生儿可穿连体袜套3个月，能够预防和及早治疗发育性髋关节脱位。

（白　毅）

134. 先天性马蹄内翻足使用矫形靴套时家长应该注意哪些问题？

先天性马蹄内翻足是小儿畸形足中最多见的，治疗越早，治疗方法越简单，疗效越好，一般应在出生后即开始治疗，大多可获得满意的治疗效果。如果治疗不及时会造成终生残疾，影响以后的生活和工作。治疗中除进行手法矫形外，常使用矫形器具。使用时注意应在支具内放柔软的衬垫，支具松紧适宜。使用时要经常检查是否过紧影响末梢循环，小儿皮肤有无压疮。

先天性马蹄内翻足的治疗和功能锻炼是长期而艰巨的，家长要做好充分的思想准备，持之以恒会取得很好的治疗效果。

（王　艳）

135. 孩子胳膊骨折，手术后如何护理？

骨折术后需要家长细心观察和护理，避免神经、血管功能障碍，护理得当有利于患儿早日恢复健康。首先注意观察患肢是否会出现剧痛，手部皮肤的颜色是否发白、发凉、麻木；桡动脉跳动有无减弱或消失，这都是前臂缺血的表现。一旦发现有上述情况应立即通知医生。要定时检查石膏绷带是否松紧合适，刚做完手术小儿的肢体组织肿胀可能会造成石膏过紧，压迫组织、神经、血管，出现上述情况，我们要通知医生予以剪开绷带减压以免引起并发症。几天以后，孩子的肢体组织消肿，可能石膏过松，起不到固定作用，那时就要通知医生给予重新打石膏固定。还要经常检查石膏边缘，以免石膏边缘锋利割伤皮肤。术后应将患肢垫高，一般要高于心脏。还要告诉孩子不要将异物塞入石膏管型中。最重要的是手术第 2 天开始，孩子要逐渐开始做握拳、伸指的锻炼，每天最少 500 ~ 1 000 次，以减轻水肿。

（王　艳）

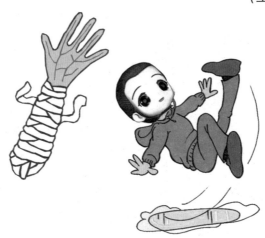

136. 孩子出生后脖子一侧出现硬性肿块怎么办?

一般这个肿块会在婴儿出生后 3 周内逐渐长大, 3 周后又会慢慢变小, 大多数的儿童在 6 个月时会自然痊愈。也有不能痊愈的, 这种情况下, 肿块逐渐变硬, 肌肉挛缩, 形成典型的斜颈, 就是我们常说的"歪脖子"。为促进斜颈自然痊愈, 家长可以把孩子习惯朝向的一面光线处理的暗一些, 或者将牛奶、玩具放在相反的一面等方法, 在此期间, 需要父母不懈的努力, 以便使孩子的睡姿不会出现问题, 也可采取手法按摩进行治疗。如果按照上面的方法去做, 到 1 岁仍未好转, 就需要进行手术治疗。

(王 艳)

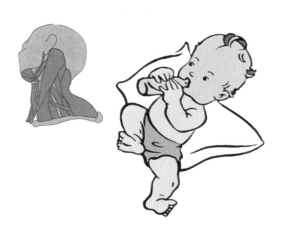

137. 小孩大拇指老是伸不直，弯曲着，平时也不疼，请问需要做手术吗？

这个症状，应该属于腱鞘炎，是一种常见的先天畸形，最常见于拇指。如果宝宝出生时即发现该病，可用夹板固定指间关节伸直位 6～8 天，但大多数医生认为该病一经确诊，即应手术治疗，保守治疗时间过长，易导致手指发育障碍。我们在多年临床实践中也发现保守治疗很难奏效，通过手术治疗，方法简便，常获良效。

（王　艳）

138. 孩子开放性骨折，手术后带的外固定架，出院后应该怎么护理？

关于外固定架的出院护理主要是靠家长们的细心呵护，将小儿的患肢抬高，稍微外展。协助活动患处上下关节。将小儿患肢锻炼后抬高，取平卧位，促进静脉回流，还要依据渐进原则进行锻炼，早期小儿下床活动时，骨折端在负重时可有轴向微动产生，对骨折愈合起促进作用。针孔周围皮肤要保持清洁，每天用酒精清洁针道 4～5 次。如果有轻度感染时需停止锻炼给予口服抗生素至感染愈合。饮食方面，大家要注意遵守循序的原则：早期时要清淡饮食，中期时宜高营养，后期时以滋补为主。

（白　毅）

·泌尿外科常见疾病知识与护理常识·

139. 小儿一侧阴囊内无睾丸，是什么病？怎么治？

一侧阴囊内无睾丸，为隐睾，多为单侧，亦有双侧。小儿隐睾也称睾丸未下降或睾丸下降不全，睾丸按正常发育过程从腰部腹膜后下降至阴囊，在下降过程中因某种原因，睾丸未能降入阴囊内，称为隐睾。可以是睾丸发育不良，也可以是高位隐睾，即睾丸位于腹腔内或睾丸缺如。家长应多注意观察，一般在小儿 6 个月以后睾丸未自行下降的，自行下降的机会极少，应尽早就医。手术在 2 岁之前进行。

（王　艳）

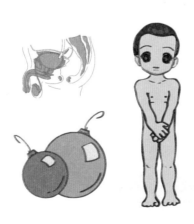

140. 什么是包茎？家长应该怎么办？

小儿的包皮口非常细小，使包皮不能退缩，妨碍阴茎头甚至整个阴茎的发育，分为先天性包茎和后天性包茎。先天性的有90%能够自愈，后天性的多继发于包皮炎和阴茎头的损伤。包皮口狭小者发生尿线细，排尿困难，包皮膨起。轻者尿积于包皮囊内经常刺激包皮及阴茎头，形成过多的包皮垢。严重者可引起包皮和阴茎头溃疡或结石形成。积聚的包皮垢呈乳白色豆腐渣样，从细小的包皮口排出。有的包皮垢如黄豆大小，堆积于阴茎头的冠状沟处，隔着包皮略呈白色的小肿块，常被误认为肿瘤而就诊。婴幼儿期的先天性包茎，可将包皮反复试行上翻，以便扩大包皮口，动作要轻柔，当阴茎头露出后，清洁包皮垢，涂抗生素如百多邦，然后将包皮复原。后天性包茎需要做包皮环切术来改善这个问题了。

（王　艳）

141. 孩子因有尿道狭窄或神经性膀胱，排尿困难，需要长期留置导尿，应该怎么护理？

家庭护理中应注意保持导尿管通畅，防止导尿管打折屈曲，避免接口处脱落。还要每天清洁，消毒尿道外口，鼓励孩子多饮水。每周更换一次引流袋，定时去医院更换导尿管，普通导尿管1周更换，硅胶导尿管1个月更换。如孩子出现发烧，可能有感染，就要及时去医院就诊。

（王　艳）

142. 包皮粘连分离术后，怎样进行家庭护理？

包皮粘连分离术后，会形成新鲜的创面，术后第二天开始需要上翻包皮至冠状沟，用皮肤康洗液 1 ∶ 20 或利凡诺溶液浸泡 10 分钟再涂以夫西地酸乳膏，每日 2 次，然后将包皮翻下，回复原位，防止出现包皮嵌顿，若肿胀明显，上翻包皮困难，则推迟一日等到肿胀消退后再上药。7 ~ 10 天后创面可逐渐愈合，停止使用外用药。在日常生活中要养成良好的卫生习惯，每日清洗时要上翻包皮暴露龟头，以防止再次粘连。

（张　莹）

143. 小阴唇粘连分离术后，怎样进行家庭护理？

小阴唇粘连分离术后，产生的创面 7 ~ 10 天可愈合，要防止发生感染。一般在术后给予皮肤康洗液 1 ∶ 20 坐浴 10 ~ 15 分钟，小阴唇内侧面涂以夫西地酸乳膏，每日 2 ~ 3 次，等到创面平滑即可停药。在家庭护理中要注意养成良好的卫生习惯，不穿开裆裤，勤洗晒被褥，内衣裤清洗与成人分开，保持外阴部清洁干燥，便后清洗会阴部，清洗时注意分开两侧阴唇。若发现外阴部有红肿，分泌物增加等情况应及时就诊，积极治疗外阴阴道炎症，以防再次粘连。

（张　莹）

144. 女童也能得外阴阴道炎吗？怎样预防？

女童因体内缺乏雌激素作用，外阴及阴道对外界抵抗能力弱，而且外阴与肛门距离近，容易造成粪便污染，出现外阴阴道炎。可分为细菌性、真菌性、衣原体感染等，幼儿多见细菌性阴道炎。在治疗上根据病原使用相应的洗液及外用药膏即可。在预防上要注意不穿开裆裤，不随地乱坐，勤洗晒被褥，内衣裤清洗与成人分开，保持外阴部清洁干燥，便后清洗会阴部，不用纸巾擦拭会阴部，不要长时间坐在盆中洗澡，年龄稍大的女童要淋浴。

（张　莹）

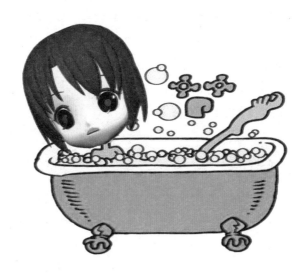

·手术护理常识·

145. 小儿手术前为何要禁食水？需要禁食多长时间？

手术前均应常规排空胃，以避免麻醉后发生胃内容物的反流、呕吐或误吸，以至导致的窒息和吸入性肺炎。

6 个月以下婴儿在摄入母乳、牛乳后需要禁食 4 小时，禁饮 2 小时（包括糖水、无果肉的果汁）。6 个月以上的儿童在摄入母乳、牛奶或少量固体食物后需禁食 6 小时，禁饮 3 小时。食用大量固体食物的进食时间为 8 小时。

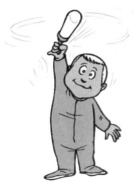

（张蕾蕾）

146. 小儿入手术室后会不会冷？

层流手术室室温在 22 ~ 24℃，儿科手术间会根据患儿年龄、术式相应提高温度，一般在 25℃ 左右；对年龄小或手术暴露面积大的患儿给予充气加温治疗，使之处于温暖状态。

（张蕾蕾）

147. 何为微创手术? 对孩子有哪些好处?

微创治疗技术就是指应用当代先进的电子、电热、光学等设备和技术,以电子镜像代替肉眼直视,以细长器械代替手术刀,力求在最小的切口路径、最少的组织损伤,完成对体内病灶的观察、诊断、切断及治疗。具有出血少、痛苦少、恢复快、斑痕细微或无疤痕,保全器官完整的特点。

(张蕾蕾)

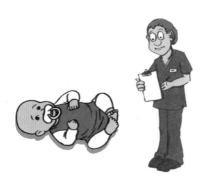

148. 手术后多久可以吃东西?

非腹部手术及不引起全身反应的小手术,术后4～6小时可正常饮食;全麻清醒后,恶心呕吐消失的非腹部手术,可先给流食逐渐改为半流食;腹部手术或留置胃肠减压者,禁食、静脉补液,待肠道功能恢复后方可进食。

(张蕾蕾)

149. 小儿手术后需要镇痛吗？

术后伤口疼痛对小儿的恢复是非常不利的，因疼痛会使患儿不敢咳嗽，不能翻身活动，甚至大声哭闹，难以入睡，这就可能引起伤口愈合延迟、免疫功能受损、肺不张、肺部感染等并发症。同时也能造成患儿的心理创伤影响患儿术后情感、活动能力的发育和成长，术后镇痛则能很好地解决这一问题，使患儿无痛、舒适、安全地渡过围手术期。

（张　黎）

150. 患儿全麻插管前为什么要拔出活动度大的牙齿？

因为气管插管可能损伤到牙齿，活动度大的牙齿在拔管过程中有脱落的可能，会造成误吸，影响手术安全。

（张　黎）

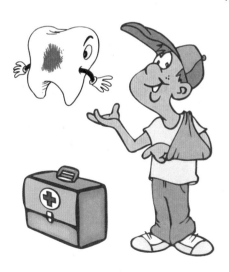

·青春期健康护理常识·

151. 女孩初潮前应注意些什么?

初潮前期,会有阴道分泌物出现,即通常所说的"白带",常感觉不舒适,这一时期,阴道自净防御功能还未完全形成,抵抗能力弱,容易受到感染,所以外阴的保健工作非常重要。一般每天要清洗外阴至少一次,使用淡盐水或清水即可,必要时增加更换内裤的次数,衣物松紧要适宜。

(张　莹)

152. 女孩月经周期不规律怎么办?

青春期初潮半年到一年的时间内,月经周期不规律,这与卵巢的功能发育尚未完善,一部分月经属于无排卵性有关,是正常现象。但是,若因为环境突然改变、情绪波动或异常劳累等,出现痛经、月经紊乱、经血过多或过少甚至闭经,则应及时诊治。

(张　莹)

153. 女孩月经期的个人护理要注意些什么?

月经期要注意外生殖器官的卫生,勤换卫生巾,保持外阴清洁,预防感染,勤用温开水冲洗外阴,最好淋浴,使用流动的水从前往后洗,用吸干而不是擦的动作来拭干,以免造成损伤,出现炎症、感染。要保证充足的睡眠,避免受凉,忌食生冷、刺激性食物,可以适当参加轻微活动,使经血保持通畅,但要避免进行剧烈或震动大的运动。

(张　莹)

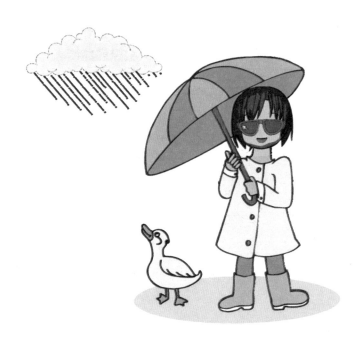

·五官科常见疾病知识与护理常识·

154. 为什么小儿易患中耳炎？ 如何判断小儿患了中耳炎？

小儿免疫系统发育不完善，抵抗力较差，易患呼吸道感染，而小儿咽鼓管较成人相对短直，呈水平位，分泌物易经此管道进入鼓室，从而引发急性中耳炎；另外，小儿哺乳时呕吐、呛咳也可诱发中耳炎；小儿多患腺样体肥大，易阻塞咽鼓管口妨碍引流而致中耳炎。

当小儿没有感冒症状却体温升高；婴幼儿可有哭闹、不愿入睡，不肯吃东西的表现；年长儿可自述耳朵痛或患耳侧头痛；有的小儿可见耳内流出黄色、白色或含有血液的液体，那么宝宝一定是得了中耳炎，家长应尽快带宝宝到医院检查治疗。

（滕 华）

155. 如何有效预防小儿中耳炎？

（1）预防感冒。很多化脓性的中耳炎是由咽鼓管的感染而引起的，一般会出现伤风感冒症状，预防伤风感冒可以使咽鼓管不受感染，从而降低中耳炎的发病率。

（2）游泳时避免呛水，注意耳部卫生，保持耳部干燥。游泳时一定要用嘴巴吸气，用鼻子出气，不要让水进入鼻咽部，跳水时利用外耳与水面接触，双手应先入水，游泳时需要睁眼，以此保护耳朵，减少中耳炎的发生。

（3）积极治疗感染性疾病。孩子患有肺炎、流感、麻疹或鼻咽部疾病时，要及时适当地治疗处理。注意口腔、鼻腔的清洁卫生，以防中耳炎的发生。

（4）不用指甲或尖锐物掏耳朵，以防内耳皮肤黏膜或鼓膜损伤、感染造成中耳炎。

（5）注意喂奶姿势和方法。过多、过急，使婴儿来不及吞咽而呛咳，均可使乳汁逆流入鼻咽部，经咽鼓管进入中耳而致急性中耳炎。

（6）日常生活中注意休息，保证充足的睡眠，饮食要清淡、营养丰富，易于消化，坚持适当运动，增强身体抵抗力。

（滕　华）

156. 儿童患中耳炎会影响听力吗?

中耳炎如果未得到及时治疗会影响听力。尤其是由中耳炎诱发的鼓室硬化、粘连性中耳炎等,会造成孩子永久性的听力下降,治疗非常困难。如果孩子患了中耳炎,家长要尽早带患儿去医院积极彻底地治疗,预防听力下降。要注意观察,如有听力下降,定期复查。

(滕 华)

157. 怎样给孩子清洁耳朵?

给孩子清洁耳朵时,最好用棉棒,轻轻在外耳道转动,然后耳朵朝下,则耵聍可自行出来;尽量做到不用指甲、铁签等尖锐物掏耳。不要形成挖耳习惯而频繁挖耳,但在灰尘较多的地方或有"油耳"的人要保持耳道的清洁。如果长期不掏耳朵,则可能形成耵聍栓塞,这时,自己就很难掏出来了,应到医院用专门器械取出,取出后坚持用滴耳剂滴耳 2 ~ 3 天预防感染。一般而言,耳屎不必人工清除,它会在说话、吃饭、打呵欠时,随着下颌运动,借助皮肤上汗毛的推动作用,自动被排出。所以家长们不要乱给孩子掏耳朵,养成良好的日常习惯。

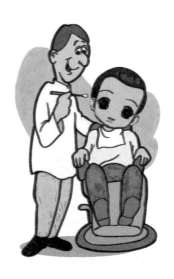

(滕 华)

158. 小儿爱挠耳朵是怎么回事？

小儿挠耳朵要去医院检查排除中耳炎。再有就是外耳道湿疹，表现为丘疹、水疱、糜烂、浆液性渗出、黄色结痂等。一般痒感明显，因此小儿会不停地搔抓耳部，有的小儿可因此影响睡眠和食欲。可涂以湿疹药膏。

（滕　华）

159. 新生儿听力筛查没过，何时复查？

出生时听力筛查没过，要在 42 天再次检查，如果还未通过，要在 3 个月后做脑干诱发电位检查。如有异常要早期干预。3 岁以内每半年要复查一次。

（滕　华）

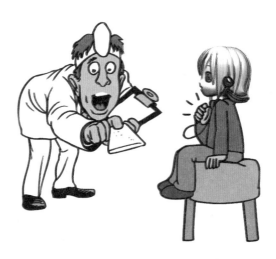

160. 儿童耳聋何时戴助听器合适？

儿童一旦确诊为永久性感音神经性听力损失就应选配助听器，而且越早越好。有专家主张轻度听力障碍也需选配助听器，进行听力矫正，单侧听力损失者也可以选配助听器。双侧听力损失应选配双侧助听器。双耳选配优点是，有利于分辨声源，提高声源定向能力，整合效应好，听声音的响度增加等。

（滕　华）

161. 儿童耳聋是戴助听器还是做人工耳蜗？

人工耳蜗是通过电刺激听神经而使病人感知声音，主要适合耳蜗性耳聋，不适合蜗后性耳聋。从理论上讲，病人必须具备一定数量功能正常的听神经才能适合人工耳蜗植入。对双侧重度或极重度感音神经性听力障碍患儿，使用助听器3 ~ 6个月无明显效果，在10个月左右进行人工耳蜗术前评估，建议尽早实施人工耳蜗。

（滕　华）

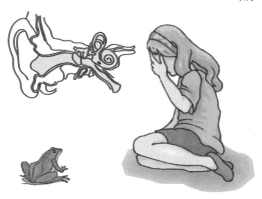

162. 小儿往耳朵、鼻子里塞东西怎么办？

家长如发现小儿往耳朵或鼻子里塞了东西，首先不要惊慌，没把握的就不要擅自去取，有可能塞得更深，造成麻烦。可以刺激患儿打喷嚏，如无效应立即到医院，医生会有专业取异物的工具。

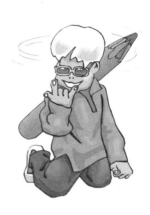

（滕　华）

163. 儿童患鼻炎的原因有哪些？

（1）儿童身体抵抗力低，对外界环境变化的适应能力较差，易患鼻炎、上呼吸道感染、急性传染病（流感、麻疹、百日咳等）。

（2）儿童鼻腔和鼻道狭窄，鼻窦发育不全，易患鼻炎。

（3）儿童鼻窦窦口相对较大，感染易经窦口侵入鼻窦。

（4）鼻部的邻近器官，如咽部的扁桃体和鼻咽部的腺样体肥大以及先天性腭裂等疾病影响正常鼻呼吸。

（5）儿童易发生鼻腔异物、鼻外伤，而引起继发感染。

（6）过敏性体质的儿童易患过敏性鼻炎、哮喘等。

（7）儿童若在不清洁的水中游泳或跳水等，都为儿童易患鼻炎、鼻窦炎的致病因素。

（8）儿童常用手指挖鼻，鼻涕刺激鼻前庭皮肤易引起鼻疖和鼻前庭炎。

（滕　华）

164. 孩子经常揉鼻子、眼睛是毛病吗?

孩子经常揉鼻子、揉眼睛可能患了小儿过敏性鼻炎。症状包括:鼻痒(小孩经常揉鼻子)、交替性鼻塞(经口呼吸造成咽干、咽痛)、打喷嚏(通常是突然和剧烈的)、流鼻涕(多为清水涕,感染时为脓涕)、鼻腔不通气(嗅觉下降或者消失)、头昏、头痛、耳闷、眼睛发红发痒及流泪(眼眶下黑眼圈是经常揉眼所致)。如有这些症状需到医院检查积极治疗。

(滕　华)

165. 过敏性鼻炎会对孩子造成怎样的影响?

(1) 影响孩子的正常生物钟。过敏性鼻炎每年有固定发病的季节。患者常常会出现做鬼脸,挠耳朵,故意睁大眼睛等动作。长期这样,睡眠质量大大下降,导致正常的生物钟紊乱。

(2) 影响孩子的面容。过敏性鼻炎,会使鼻腔堵塞,必须经常用口呼吸,这样孩子的上颌骨就会发育不良,颧骨变小,长期堵塞还会引发并发症,像支气管哮喘、鼻窦炎、过敏性咽喉炎等都会影响孩子的面容。

(3) 诱发其他疾病。过敏性鼻炎的发作,使鼻腔屏障功能减弱,进而病菌进入体内各器官,引起病变。过敏性鼻炎也有鼻塞、流涕、鼻痒、打喷嚏、青眼窝等症状。如果不能及时治疗,过敏性鼻炎发展到严重水平后,就会产生很多并发症,如鼻窦炎、中耳炎、支气管哮喘等。

(滕　华)

166.儿童鼻窦炎又该怎么办?

儿童鼻窦炎是耳鼻喉科的常见病,多表现为鼻塞、流脓涕、头痛等,与一般的上呼吸道感染不容易区别,但是如果感冒1周后仍不缓解,而且黄脓涕不断,需考虑鼻窦炎。小孩因为不会擤鼻,鼻涕较多时还可经鼻腔后部流到口腔内引起咳嗽。由于小儿有很多同时合并腺样体肥大等疾病,也更容易患上呼吸道感染,故鼻窦炎容易反复发作。小孩的过敏性鼻炎约有65%会并发鼻窦炎。所以小儿鼻窦炎要积极治疗原发病,控制感染。如同时合并腺样体肥大要考虑手术治疗。

(滕　华)

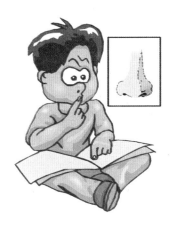

167.儿童鼻炎怎样预防?

(1)冷热交替不剧烈。不要长时间待在过冷的空调房,进出空调房防止冷热交替剧烈引起感冒。

(2)冰凉饮料不过饮。炎热的夏季,一看见"透心凉"的饮料,就想抓起一饮而快。殊不知却会给鼻炎可乘之机。因此要注意食用方法且不宜过量食用。

（3）游泳防止鼻感染。夏季鼻炎患者游泳时要注意水进入鼻腔而感染。鼻内有水，不宜用力擤出，可在地上做跳跃运动，同时用鼻作短促呼气以便将水喷出。

（4）刺激食物不过食。炸、辣、腌渍、烧烤等刺激性食物不要多吃，如辣椒、腌渍物、咖喱等。

（5）鼻塞不可强擤鼻。鼻塞时不可强行擤鼻，以免引起鼻腔毛细血管破裂而发生鼻出血，亦可防止带菌黏液逆入咽鼓管并发中耳炎。

（6）及时治疗感冒，可常作鼻部按摩。

（滕　华）

168. 为什么小孩也会打呼噜？

有的小孩睡觉时也会打呼噜，这时家长往往会认为是小孩睡得太熟引起的，其实不然，小儿打呼噜，最常见的原因是腺样体肥大。腺样体位于鼻咽部顶部与咽后壁处，属于淋巴组织，表面呈橘瓣样。腺样体和扁桃体一样，出生后随着年龄的增长而逐渐长大，2～6岁时为增殖旺盛的时期，10岁以后逐渐萎缩。腺样体肥大系腺样体因炎症的反复刺激而发生病理性增生。肥大的腺样体堵塞了一部分鼻咽呼吸道，使呼吸道长期处于狭窄状态，只有张着嘴呼吸才感到顺畅，由于张口呼吸时震动咽腔的悬雍垂，随着呼吸就出现了打呼噜。

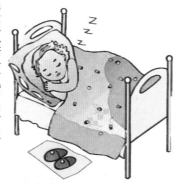

（滕　华）

169. 腺样体肥大有什么危害？

小儿腺样体肥大会造成危害，要结合症状体征采取手术治疗。

（1）由于儿童鼻咽部比较狭小，腺样体肥大会导致鼻塞影响呼吸而靠嘴张口呼吸，长期的张口呼吸可影响颌面骨的发育，形成特殊面容，表现为上唇上翘，上齿外呲，上腭较高，表情呆滞，医学上称之为"腺样体面容"。

（2）易患气管炎，小儿腺样体肥大可造成鼻子发堵，致使患儿的鼻涕向咽部倒流，刺激下呼吸道黏膜，常引起阵阵咳嗽，容易患气管炎。

（3）易造成儿童精神不振、反应迟钝，患儿长期用口呼吸、鼻子不通气，易造成头部缺血、缺氧，出现精神萎靡、头痛、头晕、记忆力下降、反应迟钝等现象。

（4）影响孩子生长发育。由于睡眠中严重缺氧，直接导致脑部发育的供氧不足，引起促生长激素分泌减少，不但影响孩子的身高，而且身体抵抗力下降，还将影响到孩子今后的智力。

（滕　华）

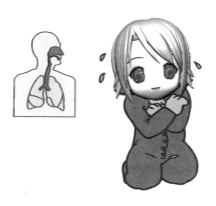

170. 小儿扁桃体腺样体手术后要注意什么?

(1) 术后 6 小时内禁食水, 去枕平卧, 头偏向一侧, 避免大声哭闹或用力咳嗽, 口中如有分泌物轻轻吐出, 不要咽下, 以便观察伤口是否有出血现象。

(2) 注意饮食护理。6 小时后给予冷流质饮食, 冷的牛奶或米汤。少量多餐, 以软食为主, 如稀粥、碎面条、鸡蛋羹等。避免给过烫及坚硬的饮食, 以免烫伤或刺破伤口。1 个月后根据情况逐渐恢复原来的饮食习惯。

(3) 同时积极预防感冒, 预防上呼吸道感染。

(滕　华)

171. 擤鼻子会得中耳炎吗?

擤鼻子也有学问, 一定要压住一侧鼻孔擤另一侧鼻孔, 然后再交换。否则两侧一起擤, 用力太猛, 鼻腔分泌物可能被挤入耳咽鼓管, 继而进入中耳腔, 引起中耳炎。

(滕　华)

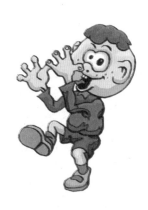

172. 孩子经常流鼻血是什么原因?

(1) 当鼻腔黏膜干燥、毛细血管扩张、有鼻腔炎症或受到刺激时就容易出现鼻出血，如各种鼻炎、鼻窦炎、鼻结核、鼻梅毒、鼻外伤、鼻中隔偏曲、鼻异物或鼻肿瘤等。

(2) 气候条件差，如空气干燥、炎热、气压低、寒冷、室温过高等都可以引起鼻出血。

(3) 有的小儿有用手抠鼻孔的不良习惯，鼻黏膜干燥时很容易将鼻子抠出血。

(4) 在饮食上挑食、偏食、不吃青菜等不良习惯，也可以造成因维生素的缺乏而致鼻出血。

(5) 同时，某些全身性疾病，如发热、高血压、动脉硬化、血液病也可以引起鼻出血。

如果小儿经常流鼻血，就要到医院检查排除其他病因后，注意多饮水，多吃水果，涂金霉素眼膏等防干燥。

(滕　华)

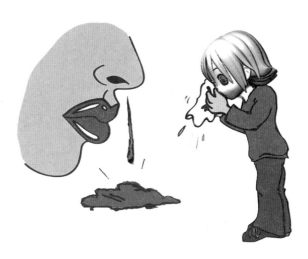

173. 小儿卡鱼刺了怎么办？

小儿咽喉部卡鱼刺时，千万不要学民间方法喝醋、猛吞几口饭或馒头。因为咽喉与水管不同，它是柔软的肌性管道。本来鱼刺扎在喉咙的表浅黏膜上，强力吞咽饭团或馒头，颇大的压力就会使鱼刺扎得更深，并引起局部黏膜肿胀、出血或合并感染。如果鱼刺往下走位置更深会给拿取造成更大的麻烦，如鱼刺比较硬，划破食道血管会很危险。可以让患儿做咳嗽或呕吐的动作，利用气流将鱼刺带出，否则要到医院由专业医生来解决。

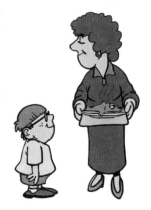

（滕　华）

174. 小儿发生气管异物怎样急救？

当患儿在家中出现气管异物而窒息时应该采取下列方法：

（1）拍背法。让小儿趴在救护者膝盖上，头朝下，托其胸，拍其背部，使小儿咯出异物。也可将患儿倒提拍背。

（2）迫挤胃部法。适用于1岁以上的儿童。救护者抱住患儿腰部，用双手食指、中指、无名指顶压其上腹部，用力向后上方挤压，压后放松，重复而有节奏进行，以形成冲击气流，把异物冲出。

若以上方法无效或情况紧急，应立即将患儿送医院，可在全身麻醉下用气管镜取出异物。但应注意在送往医院前一定不要吃饭喝水，以便医生能尽早手术。

（滕　华）

175. 如何避免小儿气管异物？

（1）教育儿童不要随意把硬币、纽扣、小玩具等物含在口中玩耍。放到嘴里，以免误吸入气管。

（2）进食时，不要让孩子打闹、说话，以防食物呛入气管。

（3）谨慎让 3 岁以下的小孩接触到花生、瓜子和其他小颗粒性物品。

（4）虽然果冻引起气管异物的发生率不高，但一旦发生往往后果严重，所以在给孩子食用时要特别小心。

（5）不要让孩子躺在床上吃东西，或含着食物睡觉。

（滕　华）

176. 小婴儿嗓子响是怎么回事？

孩子出生不久出现的喘鸣音，我们称之为先天性喉喘鸣，多与母亲妊娠期营养不良、胎儿体内的钙和其他电解质缺少或不平衡有关，部分患儿也可能和后天喂养不当有关。先天性喉鸣一般至 2 ~ 3 岁常能自愈，及时给患儿补充维生素 D 制剂和钙剂。喉鸣大多会在服药 3 ~ 6 个月后消失。平时注意预防受凉及受惊，避免呼吸道感染。要让孩子多晒太阳，增强体质。

（滕　华）

177. 为什么孩子迟迟不出牙？

牙的发育过程分为发育、钙化和萌出 3 个阶段。胚胎 2 个月牙就开始发育，5 ~ 6 个月钙化，乳牙于出生后半岁开始萌出约 2 岁半全部出齐。正常萌出过程会受到多种因素影响，诸如牙胚发育状况，牙根及牙槽骨的生长，口周肌肉的作用及全身内分泌因素的影响。平时注意多晒太阳，合理喂养，及时添加辅食，使用磨牙饼、磨牙玩具等以促进乳牙萌出。如 1 岁仍未出牙，应到医院检查。如果有牙胚迟早会出牙。

（滕　华）

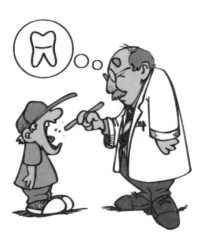

178. 宝宝出牙都会发烧吗？怎么办？

小儿出牙表现是不同的，有的会出现发热。出牙发烧通常都是低烧，不用特殊处理，注意多给孩子喝水、果汁，吃新鲜的水果。也可以头部贴降温贴，给孩子用温水擦浴，以增加舒适感。如果体温超过 38℃，就不一定是出牙导致的，需要到医院进一步检查。

（滕　华）

179. 小孩什么时间开始换牙？

20 颗乳牙在 6 ~ 7 岁至 12 ~ 13 岁会逐渐被恒牙所替换。换牙有一定的规律，简单来讲就是"一定时间，一定顺序，左右对称，先下后上"，第一颗乳牙的生理性脱落多数发生在 6 岁左右，但也有早在 4 岁多，或者迟至 7 ~ 8 岁的。自然脱落的乳牙没有根，脱落面呈蚕食状，父母应该注意观察，不要与乳牙牙根折断相混淆。

（滕　华）

180. 孩子换牙期间要注意什么？

（1）重视乳牙龋病。乳牙龋坏如果治疗不及时，会严重影响恒牙生长甚至带来恒牙严重畸形。

（2）饮食均衡。家长应当让孩子多进食蔬果，如芹菜、花生、苹果、甘蔗等耐嚼食物。

（3）让孩子改掉舔牙齿等坏习惯。儿童换牙期较长，一般需要 6 ~ 7 年，在这较长期间里，如果儿童有一些不良习惯，如咬唇、舔唇、咬舌、伸舌、吮指、咬指甲等，可造成牙列不齐、咬合错乱和面部不对称等畸形，影响牙齿功能和面部美观。

（4）口腔清洁要做好。要特别注意的是牙齿的保养，保持口腔清洁，坚持早、晚刷牙，饭后漱口。对已出现牙齿拥挤、扭转或牙间隙过大，或发生龋齿等齿病者，应及时就诊。

（滕　华）

181. 小儿"双层牙"是怎么回事？

一般恒牙萌出前，乳牙会自动脱落，但有些孩子会出现恒牙已经长出来，而相应的乳牙却顽固如初不肯"让位"的情况，迫使恒牙从乳牙的内侧长出，形成"双层牙"。出现双层牙时，应把乳牙拔掉，否则会令牙齿排列不整、咬合不正。现在多数小孩出现"双层牙"的原因主要是饮食过于精细，牙齿咀嚼功能下降，颌骨发育较差。咀嚼食物能促进乳牙牙根的生长发育以及自然吸收、脱落。因此，家长应当让孩子多进食蔬果，如芹菜、花生、苹果、甘蔗等耐嚼食物。

（滕　华）

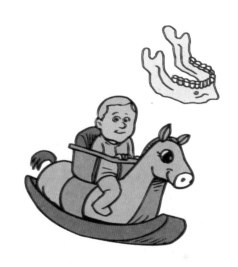

182. 做窝沟封闭有什么用？

窝沟封闭是将窝沟封闭材料涂布于牙冠咬合面、颊舌面的窝沟点隙，当它流入并渗透窝沟后固化变硬，形成一层保护性的屏障，覆盖在窝沟上，能够阻止致龋菌及酸性代谢产物对牙体的侵蚀，以达到预防窝沟龋的方法。窝沟封闭是一种无痛、无创伤的方法。儿童牙齿萌出后达到咬合平面即适宜作窝沟封闭。

（滕　华）

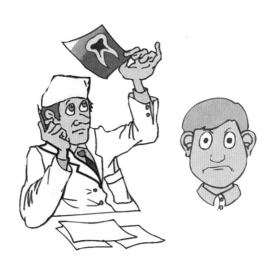

183. 儿童换牙一直不长是什么原因？

儿童换牙一直不长可能与缺钙有关。注意合理饮食，保证营养均衡，多吃牛奶、豆制品、海产品等含钙高的食物，多晒太阳，补充维生素 D 与钙剂。

（滕　华）

184. 为什么没等换牙，有的牙已经碎掉了？

在母亲怀孕胚胎时期，乳牙牙胚即以发生，母亲孕期缺钙营养不良导致牙胚发育不良，小儿发出的乳牙质量不好，就容易碎。所以不管是孕期还是出生后，都应注意钙剂和维生素 D 的补充，多晒太阳。

（滕　华）

185. 小儿牙面有黑点是怎么回事？

如小儿牙质不好，表面不光滑，或刷牙不彻底，导致食物残渣附着于牙齿表面，久而久之形成黑点。要注意：

（1）正确刷牙，上牙往下，下牙往上，咬合面前后来回刷。每次刷牙 3 分钟左右，早晚各刷一次，并持之以恒。

（2）合理饮食。不要在睡前吃甜食，睡前饮食后要刷牙。日常饮食不要偏食。

（3）定期检查。由于龋齿初期无症状而不易被察觉，医生建议在孩子周岁时便可进行首次检查，以后每半年定期复查一次，发现龋齿及时治疗。

（滕　华）

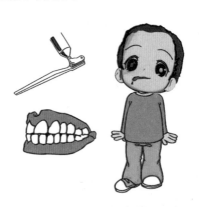

186. 儿童什么时候开始刷牙?

许多父母都很关心这个问题。其实,对宝宝的牙齿护理要分三步走,刷牙训练也要一步一步进行。

第一阶段:

当宝宝开始长第一颗牙的时候,也就是大约从 6 个月开始就要给宝宝"刷牙"了,具体的做法是:父母用干净的纱布包住自己的手指,蘸点凉开水,帮宝宝清洗口腔,洗去牙齿及牙床上的附着物,这种口腔护理方法一般要持续至宝宝两岁,直到宝宝的乳牙全部萌出。

第二阶段:

从两岁至两岁半开始,父母就可以为宝宝选择合适的牙刷了,每天早晚各 1 次,手把手地教宝宝掌握刷牙的正确方法。方法是:上牙从上往下刷,顺着牙缝刷;下牙从下往上刷,再仔细刷磨牙咬合面的沟隙处,以有效地预防蛀牙的发生。

第三阶段:

从 3 岁起,宝宝已经过半年的基础训练,也许已能独立完成刷牙的基本动作了,你只要在一边稍稍指导就行了,重要的是,要让宝宝从小养成良好的口腔卫生习惯。牙膏量不宜过多,以绿豆大小为宜。

(滕　华)

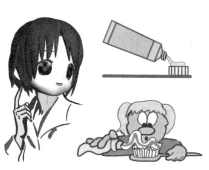

187. 小儿长"马牙"怎么办?

"马牙"是牙齿在发育中残留的牙板上皮没有被吸收而形成的角化物,医学上称为"上皮珠"。它附着在牙床上,呈针头或粟米状的白色或黄白色突起,可出现一个、几个甚至几十个。"马牙"不是牙,不需要治疗。只要经过一段时间,婴儿吮奶进食时,牙床与奶头反复接触摩擦,"马牙"就可逐渐脱落。刚出生的婴儿身体抵抗力差,口腔黏膜很娇嫩,唾液分泌量又少,唾液抑制细菌和对口腔的清洁作用差。家长切切不可挑掉"马牙",否则极易感染。平时只需做好口腔卫生,保护好口腔黏膜即可。

(滕　华)

188. 小孩的舌头为什么会掉皮?

小儿舌头掉皮实际是"地图舌"。"地图舌"是一种发生在舌黏膜浅层的慢性边缘剥脱性舌炎,常类似于地图中绘出的国界,是婴幼儿时期的常见病,这种病可能与孩子消化不良、营养缺乏和体质差等因素有关。

(滕　华)

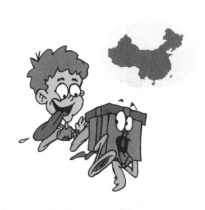

189. 得了"地图舌"怎么办?

(1) 休息和饮食方面。保证孩子休息,避免过度疲劳。防止偏食、挑食,以免胃肠功能发生紊乱和营养不良。

(2) 消除感染病灶。口腔内的某些细菌可能会引起地图舌。因此,要仔细检查孩子的牙齿、扁桃腺以及颊黏膜有没有受到感染,一旦发现要及时清除。

(3) 寻找病因。对于生病时间较长的孩子,应详细了解其发病史,并注意观察其黏膜的受损情况,可给他们服用复合维生素 B 或硫酸锌制剂。有缺铁性贫血的孩子应补充铁剂。胃酸过少的孩子可口服稀盐酸。有白色念珠菌感染的孩子可用制霉菌素来治疗。

(4) 对症处理。应保持孩子口腔的清洁卫生,每天早晨可以用软毛刷从舌背向外轻轻刷 1 ~ 2 次,将剥脱的上皮清除干净,再用 0.5% 的碳酸氢钠溶液给孩子漱口,可以收到显著的效果。

(滕　华)

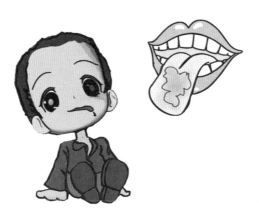

190. 孩子发音不准是舌系带短吗？

孩子发音不准、吐字不正固然与舌系带过短有关，但这不是发音不准的唯一原因。造成发音不准的原因主要有两种：一是先天性生理缺陷，比如先天性唇裂、腭裂、牙齿缺失或畸形以及舌系带过短等；二是后天疾病所致，比如孩子小时候因神经系统疾病致使发声器官运动不协调，因听力受损等情况造成听不准音而无法正确模仿，大脑发育障碍等都可以引起发音不准。此外，3岁以前的小儿词汇量逐渐增多，他们很想用语言来表达自己的思维，故也常常有发音不准的现象。家长应带孩子到医院检查后对症治疗。

（滕　华）

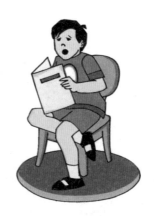

191. 舌系带短用手术吗？

如果婴儿吃奶无力，舌头裹不住奶嘴，影响营养摄入。长牙时舌系带处反复发作溃疡。幼儿及儿童如果表现为"大舌头"，发音说话不清，应到医院检查诊断。确是舌系带过短，可进行手术治疗。手术简单，无危险性。

（滕　华）

192. 小儿鹅口疮有哪些症状？

小儿口腔黏膜表面会出现白色或灰白色乳凝块状物，最常见于颊黏膜，其次是舌、齿龈、上腭，甚至可以蔓延到咽喉与食管等处，病初呈点状或小片状，可逐渐融合成片，不宜拭去，强行擦拭剥离时，局部黏膜潮红、粗糙，亦可伴有溢血，患处不痛、不流涎、不影响进食。随病情加重，受损的黏膜不断扩大，蔓延到整个口腔，甚至咽部、扁桃体、食管、气管、肺等处，小儿出现拒食、低热、吞咽困难、呼吸困难等全身症状。少数可并发慢性黏膜皮肤念珠菌病，影响终身免疫功能，甚至可继发其他细菌感染，造成败血症。

（刘　红）

193. 如何护理患有鹅口疮的小儿？

（1）注意饮食。选择易消化，富含优质蛋白、B 族维生素和维生素 C 的食物，如动物肝脏、瘦肉、鱼类及新鲜蔬菜和水果。如果因疼痛不愿进食或哺乳，给予流食或半流食喂养，如牛奶、米糊、面片汤，保证营养的摄入，避免进食过酸、过咸、过热或刺激性强的食物，以免引起疼痛。

（2）局部用药。①制霉菌素片加香油或 AD 油化开成糊状，用无菌棉签蘸着药液涂于患处，每日 3 ~ 4 次。

②用 2% ~ 4% 的碳酸氢钠（小苏打）溶液清洗口腔，每日 3 ~ 4 次，使口腔形成碱性环境，阻止白色念珠菌的生长与繁殖。

在进食或哺乳后 30 分钟用温水清洁口腔，再涂药，用至白色斑块消失后，再用 1 周，以防复发。如在家治疗 5 ~ 7 天不见好转，或鹅口疮情况越来越严重，出现全身症状，一定要及时去医院就诊，以免延误病情。

（刘　红）

194. 如何预防小儿患鹅口疮？

（1）对于处在哺乳期的小儿，其母亲在哺乳前要用温水将乳晕清洗干净，注意个人卫生，饮食宜清淡而富有营养，禁食辛辣、酒类刺激性食物。

（2）小儿进食的餐具及奶具要清洗干净，并煮沸 15 ~ 20 分钟进行消毒，每日 1 次；洗漱用具、玩具、被褥和衣物要与家长分开清洗，定期消毒。

（3）日常生活中多注意观察口腔内的情况，及早发现问题，及早应对。

（4）做好口腔护理，哺乳或进食后要多喂温水，冲去口腔内残留的奶汁或食物。

（5）小儿应该少出入公共场合，减少交叉感染，经常进行户外运动，可以增加小儿的抵抗力。

（6）积极防治常见病、传染病，勿滥用或长期使用抗生素和激素，以免影响体内正常菌群的平衡而致病。

（刘　红）

195. 孩子得了疱疹性咽峡炎，护理时应注意哪些问题？

孩子突然出现高热、咽痛，咽喉部充血，咽腭弓、悬雍垂、软腭等处有直径为 1 ~ 2 毫米的小疱疹，有可能是得了疱疹性咽峡炎。一般体温可达 39 ~ 40℃，疱疹周围红润，2 ~ 3 天后疱疹破溃，形成溃疡。孩子多因疼痛出现烦躁，哭闹，吞咽不适，不爱进食，流涎增多等症状，年龄稍大的孩子可诉咽痛，病程为 7 ~ 10 天；一般会伴有牙龈出血，口腔内有臭味，颌下淋巴结肿大，偶尔可波及口唇周围的皮肤。

家长除尽早带孩子就医外，还要注意将奶具、餐具定期清洗消毒，可煮沸 15 ~ 20 分钟；孩子进食或哺乳后多喂温水，年龄稍大的孩子饭后漱口，起到清洁口腔的作用，口唇可以涂油类，以免干燥、干裂。年龄小的孩子会因口腔疼痛明显而烦躁、哭闹，家长要对孩子有耐心，让孩子多休息。注意孩子体温波动的情况，及时给予物理降温或药物降温。

（刘 红）

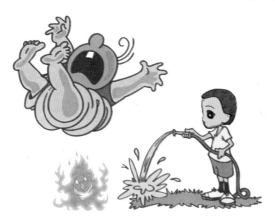

196. 儿童如何预防近视眼？

培养孩子正确的读书、写字姿势，不要趴在桌子上或扭着身体，时间不宜过久，每半小时休息10分钟，向远处眺望，做一做眼保健操。写字读书要有适当的光线，光线最好从左边照射过来，不要在太暗或者太亮的光线下看书、写字，以减轻视力疲劳。看电视时要注意高度，眼应与视线相平，眼与荧光屏的距离不应小于荧光屏对角线长度的5倍；看电视时室内应开一盏低瓦数、光线柔和的电灯，有利于保护视力，时间不宜过久。应多吃些含甲种维生素较丰富的食物，各种蔬菜及动物的肝脏、蛋黄等。胡萝卜富含B族维生素，对眼有好处；多吃动物的肝脏可以治疗近视眼。近视患者普遍缺乏铬和锌，近视患者应多吃一些含锌较多的食物。食物中如黄豆、杏仁、紫菜、海带、羊肉、黄鱼、奶粉、茶叶、肉类、牛肉、肝类等含锌和铬较多，可适量增加。最好服用蛋白锌，少食用含糖高的食物。

（于清华）

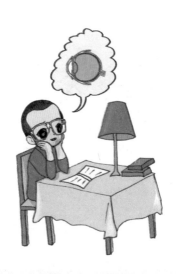

197. 宝宝老流泪是怎么事？

新生儿的泪腺极小，1～5个月后才具有分泌功能，故新生儿哭而无泪，泪道的排泪功能在出生后几周甚至几个月才完成。先天性鼻泪管闭塞者临床常见症状是溢泪，多数发生在出生后10天或稍后时间，在泌泪功能充分发育后开始有流泪，如有上述症状，建议你把手清洗干净，在宝宝的眼角和鼻梁处由下往上轻推，每天做几次，可以促进鼻泪管的畅通，注意眼部卫生，避免感染。

（于清华）

198. 孩子得"红眼病"了，家长在护理时要注意些什么？

急性细菌性结膜炎俗称"红眼病"，属接触感染，因此告诉孩子不要用不洁净的双手揉眼睛，使用的物品尽量为一次性物品，如洗手后用纸巾擦手，眼分泌物用无菌棉签擦拭；给患儿滴眼药水前后要洗手，药瓶不能触及眼皮，以免交叉感染。孩子的用品要与家人分开，毛巾要煮沸消毒。提倡勤洗手、洗脸和不用手或衣袖拭。一眼患病时应防止另眼感染。患病期间饮食要清淡，避免辛辣刺激性食物；眼分泌物多时可用生理盐水局部冷敷，切忌热敷及包患眼。

（于清华）

199. 引起宝宝湿疹都有哪些原因？

湿疹的发生与遗传、环境、免疫等因素有关，父母是过敏体质的患儿易患湿疹。虽然湿疹并不是对某种物质的过敏反应，但可能通过宝宝周围环境或饮食中的过敏源诱发，如果你的宝宝还在吃母乳，妈妈饮食中的过敏源也可能诱发宝宝湿疹。高温、接触宝宝、接触皮肤的刺激物（比如羊毛、某些肥皂、洗液、清洁剂里的化学成分）、温度变化、环境温度高和皮肤干燥也可能会加重湿疹。

（于清华）

200. 护理有湿疹的宝宝患儿平时要注意什么？

宝宝洗澡的水温要适宜，36 ~ 38℃，忌用沐浴露、肥皂等，只要清水就可以。宝宝的衣物、用品要选柔软的棉质，衣服要宽大，室内要凉爽、通风、清洁。要给宝宝勤剪指甲，保持宝宝双手清洁，必要时加以约束，避免抓挠引起感染。对轻型或仅有皮肤干燥时，选择无味、无色、无刺激性的润肤保湿剂外用即可。中重度患儿遵医嘱用药。哺乳期的妈妈，要注意饮食，在宝宝患病期间，忌吃鱼虾、韭菜、香菜等发物，饮食要清淡，对于可诱发和（或）加重病情的食物、发物尽量避免。保持患儿皮肤清洁，勤换衣物，每日 1 澡，浴后 2 ~ 3 分钟内外涂润肤保湿剂。

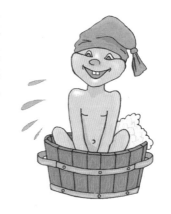

（于清华）

·儿童常见传染病知识与护理常识·

201. 怎样预防手足口病？

家长应该注意孩子饭前便后、外出后要用肥皂或洗手液洗手，帮助孩子养成良好的卫生习惯。不要让孩子喝生水、吃生冷食物。接触孩子前、替幼童更换尿布、处理粪便后均要洗手，并妥善处理污物。婴幼儿使用的奶瓶、奶嘴、玩具等使用前后应充分清洗。本病流行期间不宜带孩子到人群聚集、空气流通差的公共场所，避免接触患病婴幼儿，注意保持家庭环境卫生，居室要经常通风，勤晒衣被。孩子如果出现相关症状要及时到医疗机构就诊。

（于清华）

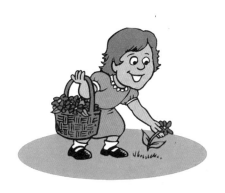

202. 孩子得了手足口病要注意什么？

手足口病是由肠道病毒引起的急性传染病。如症状较轻可在医院门诊治疗后居家治疗，隔离两周，暂停去幼儿园和学校等公共场所，同时避免与其他儿童接触。饮食要清淡易消化，禁止食用海鲜、肉蛋、酸奶、韭菜香菜等发物。孩子使用的餐具、衣物、被褥和玩具进行煮沸、晾晒消毒。家中定时开窗通风换气，保持空气清新。

（于清华）

203. 手足口病的早期症状有哪些？

手足口病的潜伏期为 3～5 天。早期可有发热、全身不适、腹痛等前驱症状。1～2 天内口腔、咽、软腭、颊黏膜、舌、齿龈出现疼痛性疱疹，周围红晕，破溃成小溃疡，由于疼痛，常流涎和拒食。同时手足亦出现皮疹，在手足的背侧面和手指（趾）背侧缘、甲周围、掌跖部，出现数目不定的水疱，除手足口外，亦可见于臀部及肛门附近，偶可见于躯干及四肢，数天后干涸、消退，皮疹无瘙痒，无疼痛感。大多数的手足口病可自愈，预后良好。

（赵晓虹）

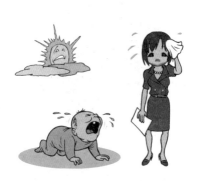

204. 什么症状的手足口病有危险？

（1）持续高热不退。

（2）不吃不喝，呕吐，哭闹不安。

（3）精神不好，昏睡、嗜睡、烦躁，易凉，手脚身体抖动、惊跳、无力、瘫痪，目呆、双眼凝视。

（4）呼吸浅促、呼吸困难或节律改变，口唇发绀，口吐白色、粉红色或血性泡沫液或痰液。

（5）面色苍白、发灰、发紫、冷汗，手脚发凉或皮肤出现花斑。

如出现上述症状说明病情加重，要迅速到医院就诊。

（于清华）

205. 手足口病疱疹特点是怎样的？

孩子得了手足口病，一般口腔黏膜疱疹出现比较早，起初为粟米样斑丘疹或水疱，周围有红晕，主要位于舌及两颊部，唇齿侧也常发生。但是口腔里的水疱很快就会破溃而形成灰白色的小点或灰色的一层膜其周围有红晕，在灰色的膜下面可看见点状或片状糜烂面。由于口腔溃疡疼痛，孩子流涎拒食。

手、足的指及趾，足背部，脚心、臀部、肛周出现椭圆形或棱形的皮疹或水疱，水疱的周围有红晕，水疱的液体清亮。水疱的长轴与皮纹是一致的。然后水疱的中心凹陷，干燥变黄，脱落（脱屑）。另外，指、趾端会有散落的比较坚硬的淡红色的丘疹或者水疱。

多数孩子的疱疹在 3 ~ 4 天后，可自行消退，不留痂，也不脱屑而痊愈，无并发症者 1 周左右即可治愈，预后良好，只有极少数孩子可并发心肌炎或无菌性脑膜炎等疾病。

（贺延丽）

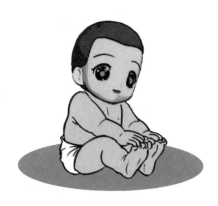

206. 孩子得了手足口病，口腔和皮肤都有疱疹，护理时应该注意些什么？

护理时应注意让孩子每日多饮温水，饮食清淡易消化无刺激性，饭后进行漱口，保持口腔清洁，疱疹较重每日 3 次开喉剑喷口腔，也可用利多卡因涂口。孩子的衣物、被服要柔软、清洁，减轻对皮肤的摩擦并经常更换。剪短指甲，必要时包裹孩子双手，禁止抓破皮肤，臀部有皮疹的孩子，应及时清理大小便，保持臀部皮肤清洁干燥，防止皮肤破溃。手足部皮肤初期可以涂炉甘石洗剂，待有疱疹形成或疱疹液破溃时可以涂 0.5% 碘伏，疱疹处每日多次涂抹抗病毒药膏，防止皮肤感染。

（贺延丽）

207. 猩红热有什么症状？

猩红热潜伏期 2 ~ 4 天，最短 1 天，最长 7 天。起病急，发热，体温一般为 38 ~ 39℃，患儿全身不适，咽痛明显，舌头红肿如杨梅；发病后 24 小时左右出现皮疹，最初见于腋下、腹股沟及颈部，24 小时遍及全身；皮疹为针头大、猩红色的小丘疹，触之像粗砂纸样，或像寒冷时的鸡皮样疹；病程第一周末开始脱屑，一般 2 ~ 4 周脱净，无色素沉着。

（于清华）

208. 猩红热预防和护理上要注意什么？

猩红热是呼吸道传染病，没有自动免疫制剂，在冬春多发的季节里注意个人防护，将患儿进行隔离，至相关检查均正常时方可解除隔离。对患病儿童加强护理，急性期必须卧床休息，即便是恢复期也要注意休息；保持患儿口腔清洁，勤喂水，多饮水，年龄大的患儿，每次饭前或睡觉前后可用温盐水漱口，较小的儿童，可用消毒棉签蘸温盐水擦洗口腔。保持清洁，勤换内衣裤，剪短指甲，脱皮时可涂油脂，嘱患儿不可用手强行剥离。饮食清淡易消化，忌食辛辣刺激性食物，酸性食物，如酸奶、鱼虾、香菜、韭菜等发物。

（于清华）

209. 水痘有哪些症状?

水痘是由水痘 – 带状疱疹病毒引起的急性传染病,潜伏期 10 ~ 24 天,平均 14 天。大多数患儿有低热或中度发热,伴食欲减退;起病当日或次日出现一批批的皮疹,从红色斑丘疹迅速发展为椭圆形、大小不一、水滴状清亮水泡,周围红晕,有痒感,24 小时内变混浊,1 ~ 3 天后变干结痂。皮疹分布以躯干及头部为主,同一区域皮肤上可见丘疹,新、旧疱疹和干痂同时存在。

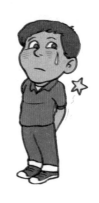

(于清华)

210. 水痘的预防和护理上要注意什么?

预防:本病是呼吸道传播,冬春两季多见,流行季节避免去人多、空气不流通的公共场所;水痘患儿隔离至疱疹全部结痂;按需接种水痘疫苗。

护理:水痘患儿避免使用阿司匹林退热;皮疹易发痒,剪短患儿指甲,保持患儿双手清洁,避免搔抓;每日更换内衣裤,皮疹少的部位可用清水擦洗,保持皮肤清洁;患儿的被服和用具可暴晒、煮沸等方法消毒;室内勤开窗通风,每次 30 分钟;忌食鱼、虾、韭菜、香菜等发物,忌食辛辣刺激性食物。

(于清华)

211. 流行性腮腺炎是什么症状?

流行性腮腺炎俗称肿痄腮,潜伏期一般为 14 ~ 25 天,平均 18 天;大多起病较急,表现为发热、厌食、头痛、呕吐;发病 24 小时内即诉腮腺部位疼痛,一侧或双侧腮腺以耳垂为中心的弥漫性肿大,其表面无红、热,边界不清,触之有轻度压痛,肿胀持续 4 ~ 5 天逐渐消退;病程 10 ~ 15 天;部分患者会出现并发症,如脑膜脑炎、急性胰腺炎、睾丸炎、附睾炎等。

（于清华）

212. 流行性腮腺炎的预防和护理上要注意什么?

预防:儿童应按时接种疫苗;流行期间,集体儿童机构应加强晨间检查,及早发现病儿,加以隔离。

护理:患儿应卧床休息,注意体温变化,给流质或半流质饮食,忌给刺激性,特别是酸味食物,注意营养,供给充足水分。病情好转后,可逐渐改为软食或普通饮食。做好口腔护理,预防口腔并发感染。婴幼儿可多喝白开水,年长儿饭后用生理盐水或朵贝尔液含漱。

（于清华）

·常见的儿童安全问题与护理常识·

213. 发现小儿误服药物了家长应该怎么办？

家长发现小儿误服药物后，一定不要惊慌，要冷静下来搞清楚大概服的是什么药，服了多长时间，这对于治疗处理很有帮助。如果服药的时间不长，在 4 ~ 6 小时之内，家长可以在家里立即采用催吐方法，把存留在胃内尚未消化的药物吐出来。

方法是：对于两岁以下的小儿，家长可以一手抱着，另一手手指伸入小儿口内，刺激咽部，小儿会感到恶心而引起呕吐。对于两岁以上的小儿，为了更好地催吐，可以让他喝些清水，反复催吐几次，清除小儿胃内残留的药物，尽量减少药物的吸收，避免药物中毒的发生。如果小儿服入的药量过大，时间过长时，特别是当小儿已经出现中毒症状时，如：剧烈腹痛、面色青紫、惊厥或昏迷等，家长必须立即送孩子到医院抢救治疗。

（李　旭）

214. 小儿为什么容易误服药物？

孩子容易误服药物的原因很多，例如：孩子多喜欢吃糖果，又缺乏鉴别能力，有时把带有甜味和糖衣的药物当成糖果吃，还有的把有鲜艳颜色、芳香气味的水剂药物、化学制剂当成饮料喝而引起中毒。另外，幼儿好奇心强，模仿大人服药。这大多是由于家长将药品随意放在桌柜上、枕边或小儿容易拿到的抽屉里造成的。近年来，临床有关统计表明，在儿童药物中毒的病例中，由于家长错误用药导致的也占了相当比例。鉴于误服药物危害之大，为了防患于未然，有小儿的家庭，家长尤其需要注意是应当妥善保管家中所有药品，最好加锁保管或放在高处、孩子不易够到的地方。

（王玲力）

215. 小儿洗胃后家长应如何护理？

小儿洗胃后家长应加强以下方面的护理以免造成不良后果：

（1）饮食护理。因插管洗胃病人的咽喉部、食管、胃黏膜会有不同程度的损伤，如出现咽痛、胸骨后痛、上腹部疼痛不适、恶心等，应暂禁食，待症状缓解或消失后给予温凉的流质或半流质、清淡易消化的食物，忌过热过凉过硬饮食。

（2）观察体温变化。因洗胃过程中患儿哭闹反抗导致大汗淋漓，应注意保暖，避免受凉，预防并发症。

（3）观察有无嗜睡、乏力、恶心及腹胀等症状。洗胃时由于大量胃液丢失及洗胃液的吸收会出现上述症状，也应及时报告医生，给予对症处理。

（4）注意不要让患儿突然改变体位，以防止发生体位性低血压。

（唐淑华）

216. 小儿烫伤如何处理？

小儿烫伤患者多为热液烫伤，如：稀饭、沸水等，发生烫伤切勿在伤口上涂抹牙膏、酱油等，以免加重对伤口的污染。家长应及时用清洁的冷水冲洗受伤部位后再送往医院处理，这样不仅可以减轻疼痛，还能减少余热对深部组织的损伤，伤口愈合快，形成的瘢痕也轻。一些受伤面积小、深度浅的创面，经过冷水浸泡后再涂抹一些抗感染、促进创面愈合的药物后，伤口过几天就会好转愈合，甚至不会留下瘢痕。但是如果是受伤面积大、深度深，或者是头面部、颈部、会阴部等特殊部位的烫伤，在受伤后要及时送往医院救治。另外，值得注意的是，烫伤后千万不要揉搓、按摩、挤压受伤的皮肤，也不要用毛巾等擦拭，以免表皮脱落失去保护层而导致感染。

（李　旭）

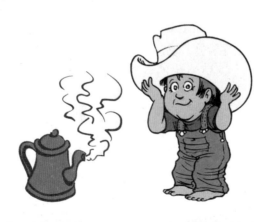

217. 小儿坠床后怎么办?

宝宝一天天长大,逐渐会翻身,会爬,会扶站,直到独自行走,随着活动能力增强,发生坠落事故的危险性也就越大。由于现在住楼房和使用不带围栏的软床的家庭增多,这类意外时有发生。轻者对宝宝不会有什么影响,重者会带来终身残疾甚至危及宝宝的生命。

当宝宝从床上坠地时,家长首先要注意其神志的变化,如果只是哭闹,没有嗜睡、昏迷的表现,可以在家随时观察宝宝情况,同时要检查着地部位有无外伤,身体各关节部位能否活动自如。一般情况下,由于床铺低,婴幼儿体重轻,骨骼韧性好,不会造成致命性的摔伤。当有肢体瘀肿变形,或出现呕吐、嗜睡时,就一定要送宝宝到医院检查有无骨折或头颅损伤,以便及早处理。需要提醒父母的是,孩子在床上玩耍时,床周围不要放尖锐或坚硬物品,更不能放开水壶、热饭锅等。

(杨 晶)

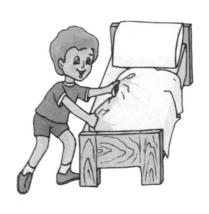

218. 小儿呛奶后如何处理？

呛奶是婴儿、特别是新生儿常见的情况。有些妈妈，看见宝宝呛奶会手忙脚乱，对宝宝是没有帮助的，一定要保持镇静，冷静处理。轻微的溢奶、吐奶，宝宝自己会调适呼吸及吞咽动作，不会吸入气管，只要密切观察宝宝的呼吸及面色即可。如果大量吐奶，奶汁由食道逆流到咽喉部时，在吸气的瞬间会误入气管，大量奶汁造成气管堵塞，引起窒息，危及宝宝的生命。出现呛奶时家长应迅速将宝宝脸侧向一边，以免吐出物向后流入咽喉及气管。用手帕缠在手指伸入口腔中，甚至咽喉，将奶汁快速清理出来，以保持呼吸道顺畅，然后用小棉签清理鼻孔。宝宝憋气不呼吸或脸色变暗时，表示奶汁可能已呛入气管，家长要把宝宝俯卧在大人膝上或床上，用力拍打背部使其能咳出，并刺激宝宝脚底板，使其疼痛大哭，有利于将气管内的奶咳出，缓解窒息。心跳呼吸停止时应迅速进行心脏按压和人工呼吸。紧急处理的同时，可拨打"120"呼救，或将宝宝紧急送往医院进一步救治。

（杨　晶）

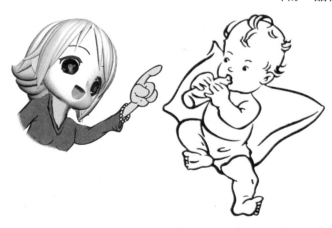

219. 孩子溺水应该如何去处理？

有时候粗心的家长会让自己的宝宝发生危险，如在给宝宝洗澡时，由于接电话或其他原因走开一会儿，宝宝无人看管自己玩水，若滑倒在装满水的浴缸内可导致溺水。宝宝户外玩耍时，家长一时疏忽未注意，宝宝就有可能不慎落入水池、河塘导致溺水。溺水后的抢救要争分夺秒，一旦宝宝溺水家长一定不要惊慌，更不要浪费时间自责，应立即拨打"120"急救中心呼救并迅速采取正确的急救措施为宝宝施救。首先应立即将宝宝救出水面，然后用手将宝宝口腔撬开，将口中的呕吐物、污物取出，解开宝宝的衣服，保持呼吸畅通，按压宝宝的胸部，或抓住宝宝的腹部使其倒立，保持头低脚高的姿势让呼吸道内的水自然流出，呼唤或拍打宝宝足底，看有无反应，检查溺水小儿是否清醒。如果没有呼吸，心跳减慢或停止应立即对其行胸外按压和人工呼吸。心跳呼吸恢复后立即送往医院。

（刘　君）

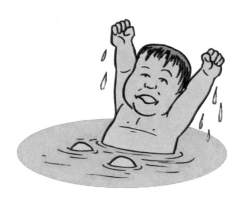

220. 小儿中暑怎么办？

进入夏季，防暑降温成了人们关心的话题。小儿抵抗力差，有的孩子长时间在太阳光下或是温度很高的屋子里玩，很容易出现中暑症状，可出现恶心、心慌、胸闷、无力、头晕、眼花，轻度中暑可有发烧、口唇发干、面红或苍白发冷、呕吐、血压下降，重度时可神志不清、呼吸浅快、腹部绞痛、呕吐、抽搐、昏迷。应立即到树荫下或有空调的房间内，让宝宝仰卧，解开衣扣，脱去或松开衣服。如宝宝的衣服已被汗水湿透，应及时给宝宝更换干衣服，同时打开电扇或空调，以便尽快散热，但风不要直接朝宝宝身上吹。可用湿毛巾冷敷宝宝头部。在宝宝意识清醒前不要让其进食或喝水，意识清醒后，每隔10～15分钟给予一些清凉饮料、绿豆汤或淡盐水等解暑。如果不缓解，症状加重，应立即送往医院进行治疗。

（闫金苓）

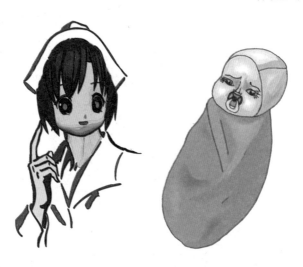

221. 当孩子在家中发生呼吸心跳停止时该如何急救？

每个父母都希望自己的宝宝快速健康成长，可是往往事不如人愿，在孩子成长的过程中总会遇到这样那样的危险，所以父母必须知道一些常见的急救知识才能在孩子受意外伤害时第一时间想办法解决，将孩子的意外伤害程度降到最低点。家庭急救 ABC 方法：

A 开放气道：家长用一只手压患儿额头，另一只手抬下颌，打开气道，检查呼吸道有无异物，用手抠出异物或分泌物，如家里有简易吸鼻器可用其吸出口鼻腔分泌物。

B 畅通呼吸：口对口吹气两次，吹气时捏紧鼻翼，呼气时放松，吹气时间为 1 ~ 1.5 秒。两次吹气之间应有间歇，吹气时观察患儿胸廓是否有起伏。

C 胸外按压：

婴儿：家长双手环抱患儿胸部，两大拇指并排放在患儿两乳头连线中点处往下按压，按压深度为胸廓前后径的 1/3 ~ 1/2，频率为 100 次 / 分以上，按压与呼吸比 30 ：2（单人），15：2（双人）。

儿童：位置在胸骨中下 1/3 交界处，两只手上下重叠十指交叉，将一手掌根部放在胸骨上按压，深度、频率和呼吸比同上。

（唐淑华）

222. 小儿头部跌伤后要注意什么?

头部跌伤,轻者引起头皮擦伤,涂些红汞即可。重者需要包扎,头皮裂伤需要到医院进行清创缝合,并需注射破伤风抗毒素。头皮血肿早期应冷敷,48 小时后可热敷,促进吸收。

严重的头部跌伤可引起颅底骨折、脑挫伤及颅内出血。头部跌伤后常可引起硬膜外血肿。当时可能没有症状,1 ~ 3 日内出现症状。如在观察期间出现头疼、呕吐、抽搐、神志不清等症状时,要尽快送医院救治。

（郑腊梅）

223. 孩子被狗咬伤后如何处理?

小孩被狗咬后,应先在咬伤近端用皮绳扎紧,立即就地彻底用大量清水反复冲洗伤口,并用力挤压周围软组织,设法将伤口内犬的唾液和血液冲洗干净,这是预防狂犬病的关键,再及时到正规医院继续处理创面和注射狂犬病疫苗,不要忘了常规注射破伤风抗毒素。

（白　毅）

224. 孩子误食打碎的体温计中的水银怎么办?

孩子误食水银后,可以立即用食指催吐,不适合催吐的孩子可以先用水漱口,然后饮用鸡蛋清、豆浆或牛奶,延缓水银的吸收,也可以口服导泻药,促进排泄,然后去医院就诊。

（白　鸽）

·儿童康复护理常识·

225. 孩子语言发育中应引起家长注意的问题有哪些?

生活中,一些孩子说话语速快,但含糊不清,仅家人可懂,别人听不明白,这种类型大多是语言障碍中的构音障碍,应引起家长的注意。

正常的构音需要大脑控制呼吸肌,喉、唇、舌、下颌、腭、咽等的参与。上述构音器官结构或功能损伤,导致各种类型的构音障碍,一种是患有某些疾病,如脑瘫、脑外伤、脑炎后遗症等情况致发音困难,表达费力。另一种是孩子各方面很正常,只是吐字不清,如将"哥哥"说成"得得","姥姥"说成"咬咬","跑了"说成"饱了"等,这种被称为机能性构音障碍。机能性构音障碍的原因多是幼儿学习发音中,学会错误的构音动作而且习惯化了。此外,还与语言的听觉接受,语音辨别,认知等因素相关。

这些孩子需接受治疗师的治疗,确定其构音器官形态无异常,听力正常,且语言发育达到 3.5 岁水平以上后,经过语言测评制定相应的训练计划,尽早经过正规语训可以恢复正常。超过 6 岁以上纠治效果不如早期明显。

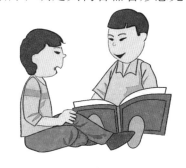

(徐鸿霞)

226. 小儿语言发育迟缓怎么办?

语言发育迟缓是指处于发育过程中的儿童,其语言发育没达到与其年龄相应的水平,大多数正常儿童 1 岁之前开始学说单字,听理解好于语言表达。两岁前可将字连成词,3 岁后可听懂和正确运用句子。如果两岁还不能说一个字,4 岁还不能说词组或将字连成词,应视为明显的语言发育迟缓。

儿童语言发育迟缓的原因很多,如染色体异常、胎儿期感染性疾病、新生儿窒息及重症黄疸等围产期障碍、脑炎及脑膜炎、先天性代谢异常、脑肿瘤、癫痫、脑性瘫痪等,还有相当一部分原因不明。

阻碍语言发育的主要因素有听、视觉障碍,儿童自闭症,受语言学习限定的特异性障碍,即语言的理解与年龄相等,但语言表达障碍。在语言发育迟缓中所占比例最大的是智力发育迟缓。表现为:智力低下,比正常平均水平低两个标准差以上,IQ 值不足 70。存在与实际年龄应有的适应性行为障碍。在发育期,其语言的接受和表达均较实际年龄迟缓,行为方面易伴有多动,注意力不集中等异常行为。

总之,引起儿童语言发育迟缓的原因很多,表现也各不相同,因此应充分注意,发现问题及早诊治,以免错过儿童语言康复的最佳时期。

(王 燕)

228. 脑瘫的小儿选择何种食物有益？

科学研究表明，猪脑、鱼脑等动物脑有助于人体大脑细胞发育，强壮神经，增强体质，所含的钙、镁、磷、谷氨酸、复合维生素 B 及维生素 B_{12} 等，都是大脑记忆，思维能力不可缺少的物质。麦芽、鸡蛋，能够补充大脑蛋白质、磷和钙。动物肝脏、鲜奶中含量较高的谷氨酸，是人体大脑需要的成分。

另外，还有一些益智的水果，核桃肉能增强脑力；花生有维护脑组织、神经系统不可缺少的卵磷脂、脑磷脂，能强化大脑功能；葡萄含有丰富的钙、磷、铁以及维生素（A、B_1、B_2）等，还含有 10 多种人体必需的氨基酸；苹果有增强记忆力的微量元素锌；桑葚含有较多的以亚油酸为主要成分的脂肪油，对大脑的发育和活动很有益；大枣含有糖类蛋白质、脂肪、有机酸和钙、磷、铁等，这些对大脑均是有益的；莲子具有养神、益智、清心、补脾、固肾的作用，为补身养脑的良品；刺梨所含有的益智健脑成分主要是维生素，14 种氨基酸和微量元素，其中有 5 种是人类不能合成的必需氨基酸。

脑瘫孩子不宜选择含铅、铝、过氧脂质及含盐、糖过多的食品，还有咖啡、巧克力、泡泡糖和烧烤食品。

（郑腊梅）

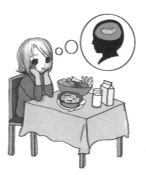

227. 如何超早期发现脑性瘫痪孩子？

在整个儿童期，脑发育处于一种连续不断的重塑过程，如何能够超早期发现脑性瘫痪孩子，使孩子尽早得到有效治疗，是我们儿医康复专业人员努力的目标，家长的细心观察也是能够超早期发现脑瘫孩子的重要因素。如果婴儿2个不能微笑；3～4个月的婴儿有斜视、眼球运动不良；4个不能大声笑、手握拳；4个月还不能张开手指或拇指内收、身体扭转、仰卧不能抬头或坐位时头不能竖直；4～5个能伸手抓物；6个月以内发现头围异常；6个月以后仍然盯着手看，以及发育过程中身体发软，反应迟钝，叫名应，体重增加不良，哺乳无力或者吸吮困难，哭闹后哄好，自发运动减少，身体发硬，固定的姿势，如角弓蛙位、倒U字形姿势，应及时到医院就诊。

（郑腊

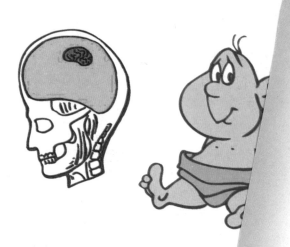